# RESPALDO DE EXPERTOS

"He aquí el gran secreto al descubierto: a la larga, no se puede perder peso sin desarrollar los músculos. Para lograrlo, sigue las recomendaciones de Jorge".

—*Dr. Mehmet Oz, autor de* YOU: On a Diet

"Realizar actividades físicas con regularidad es crucial para controlar el peso y vital para la salud. Pero puede parecer casi imposible encontrar tiempo para ellas en nuestra agitada rutina diaria —¡hasta que Jorge Cruise te ayuda! Jorge es el maestro de obtener el máximo beneficio del ejercicio en un mínimo de tiempo. Lee las más recientes y estimulantes ideas y estrategias de Jorge Cruise para que descubras que sí tienes tiempo para hacer ejercicios y para sus poderosos beneficios —¡sin tener que levantar pesas pesadas!"

—*Dr. David L. Katz, M.D., M.P.H., F.A.C.P.M., F.A.C.P., profesor asociado adjunto; director de salud pública del Centro de Investigación de la Escuela de Medicina de la Universidad de Yale; consultor médico, ABC News; www.davidkatzmd.com*

"Jorge es la personificación de su propio programa. Este libro te dice cómo lograr los mismos resultados —¡realmente excelente!"

—*Suzanne Sommers, autora del bestseller #1 del* New York Times, Ageless: The Naked Truth About Bioidentical Hormones

"El nuevo programa de Jorge Cruise revolucionará la forma en que haces ejercicios y te mantienes en forma. Su plan es asombroso".

—*Cathleen Black, presidenta de Hearst Magazines, editorial, propietaria de* Cosmopolitan, Good Housekeeping, Harper's Bazaar, O, the Oprah Magazine *y otras revistas*

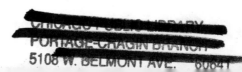

"¿Quién iba a decir que 12 segundos podían tener un impacto tan grande? Jorge Cruise define cómo mejorar al máximo los resultados en poco tiempo, lo cual resulta valiosísimo en este mundo agitado. Con el entrenamiento de fuerza tradicional, hay repeticiones. Con el programa de Jorge, ¡hay REPETICIONES! Gracias a esta técnica, podrás poner tu cuerpo en forma más rápidamente de lo que nunca creíste que fuera posible".

—*Kathy Smith, experta en entrenamiento físico y autora de*
Feed Muscle, Shrink Fat

"Estoy absolutamente de acuerdo con Jorge. Junto a un buen plan de alimentación, el entrenamiento de fuerza es la clave para mejorar la salud en general. Y, como dice el dicho, '¡Quien va despacio llega lejos!'"

—*Fredrick Hahn, entrenador de celebridades, autor y propietario*
*de Serious Strength NYC*

"¡Jorge Cruise lo ha logrado otra vez! En su nuevo libro, Jorge —uno de los principales expertos en enseñar cómo vivir saludablemente— te muestra cómo hacer ejercicios eficaz, saludable y eficientemente. ¡Una guía excelente para que seas más saludable!"

—*John Robbins, autor de* Healthy at 100 *y el bestseller*
Diet for a New America

"Creo que la sesión de ejercicios de la Secuencia de 12 Segundos™ durante 20 minutos dos veces a la semana, junto a las recomendaciones dietéticas, es la mejor forma y la más productiva para que las personas atareadas puedan ponerse y mantenerse en forma. Es imposible que alguien se aburra y pierda interés en 20 minutos. Esto me recuerda a aquella frase del anuncio de televisión, 'Tan fácil, que hasta el hombre de las cavernas podría hacerlo'".

—*Dale Eustace, Ph.D., profesor de tecnología de los cereales de la*
*Universidad Estatal de Kansas*

"La Secuencia de 12 Segundos™ funciona. Te encantarán los resultados: mejorar tu metabolismo, aumentar tu energía y poder ponerte de nuevo tus vaqueros".

—*Lucy Beale, autora de* The Complete Idiot's Guide to Glycemic Index Weight Loss

"En este mundo caótico donde docenas de dietas y libros de ejercicios nuevos parecen surgir todos los años, es demasiado fácil confundirse y darse por vencido. Este libro detalla claramente los 'factores básicos' que deberían constituir la base de todo estilo de vida saludable. Lee las primeras páginas y pronto descubrirás que tú puedes tener, en la mitad del tiempo acostumbrado, el cuerpo con el que siempre has soñado. Cualquier persona que busque un enfoque lógico para vivir una vida maravillosa con un cuerpo fantástico, debería devorarse el libro *La Secuencia de 12 Segundos™*".

—*Christopher Guerriero, fundador de MaximizeYourMetabolism.com y presentador del programa televisivo sobre salud* The Energy Factor

# LA SECUENCIA DE 12 SEGUNDOS™

7 8 9 1

# LA SECUENCIA DE 12 SEGUNDOS™

## ¡REDUCE TU CINTURA EN DOS SEMANAS!

# JORGE CRUISE

VINTAGE ESPAÑOL
UNA DIVISIÓN DE
RANDOM HOUSE, INC.
NUEVA YORK

# AVISO

La información que se ofrece en este libro tiene el objetivo de ayudarle a usted a tomar decisiones con conocimiento de causa acerca de su cuerpo y su salud. Las sugerencias sobre alimentos, suplementos alimenticios y ejercicios específicos de este programa no pretenden sustituir ningún tratamiento médico apropiado o necesario. Antes de comenzar cualquier programa de ejercicios, consulte siempre con su médico. Si usted tiene síntomas de salud específicos, consulte de inmediato con su médico. Si cualesquiera de las recomendaciones de este programa van en contra del consejo de su médico, asegúrese de consultar con su médico antes de seguir adelante. La mención en este libro de productos, compañías, organizaciones o autoridades específicas no constituye una promoción por parte del autor ni de la editorial, ni tampoco la mención de compañías, organizaciones o autoridades específicas en este libro significa una promoción del libro por parte de ellas. El autor y la editorial niegan cualquier responsabilidad o pérdida, personal o de otra índole, que pueda resultar de los procedimientos de este programa. Las direcciones de Internet y los números de teléfono que se ofrecen en este libro eran correctos en el momento en que el libro se imprimió.

Las ilustraciones de productos, marcas y nombres de marcas se usan a lo largo de este libro para describir e informar al lector acerca de diversos productos registrados que son propiedad ajena. La presentación de esas ilustraciones y de esa información tiene el objetivo de beneficiar al propietario de los productos y las marcas, y no pretende transgredir marcas, derechos de autor u otros derechos, ni supone derecho alguno a la marca, como no sea el que haga su dueño. Ninguna promoción de la información contenida en este libro ha sido proporcionada por los dueños de esos productos y marcas, y la inclusión de ilustraciones de productos o marcas en este libro no implica su promoción.

## MARCAS

| | |
|---|---|
| 12-Second Sequence | Be in Control |
| 12second.com | Controlled Tension |
| 3-Hour Diet | Jorge Cruise |
| 3-Hour Diet Plate | jorgecruise.com |
| 3hourdiet.com | Time-Based Nutrition |
| 8 Minutes in the Morning | Jorge's Packs |

Traducción de Omar Amador.

Biblioteca del Congreso de los Estados Unidos
Información de catalogación de publicaciones

Cruise, Jorge.
[12-second sequence. Spanish]; reduce tu cintura en dos semanas!
La secuencia de 12 segundos : by Jorge Cruise.
p. cm.
Includes bibliographical references.
ISBN 978-0-307-38807-0
1. Weight loss. 2. Reducing diets. 3. Exercise. 4. Physical fitness. I. Title.
RM222.2.C77518 2007
613.2'5—dc22
2007032169

*Diseño del libro de Ruth Lee-Mui.*
www.grupodelectura.com

Impreso en los Estados Unidos de América
10 9 8 7 6 5 4 3

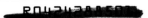

*Para mi hermosa esposa, Heather.*
*Te amo con todo mi corazón.*
*Soy el hombre más afortunado del mundo.*

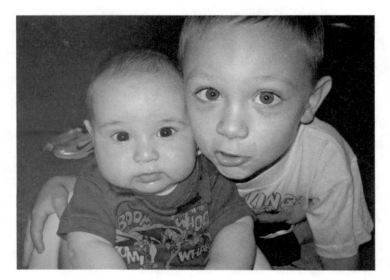

Mis hijos

# AGRADECIMIENTOS

Un agradecimiento muy especial a mi excepcional esposa, Heather. Ella es mi admiradora más ferviente y me ayudó a ser todo lo que soy hoy día. Gracias, cariño, por traer tanta inspiración y alegría a mi vida. Te amo con todo el corazón.

A mis maravillosos hijos, Parker y Owen. Ustedes son la luz de mis ojos. Ustedes me mantienen alerta y lleno de asombro al verlos crecer.

A Jared Davis por su incansable trabajo con este libro desde el mismo momento de su concepción. Has aportado tus extraordinarios conocimientos sobre la buena forma física, sobre alimentación e investigación, y me has ayudado a crear este proyecto. Gracias por ayudarme a desarrollar y a poner a prueba todos los conceptos reseñados en este libro, tanto en el gimnasio como en el hogar. Has sido un recurso increíble para mí y te lo agradezco.

Gracias a Auriana Albert por su talento como escritora e investigadora, así como por su inquebrantable compromiso con este proyecto. Su creatividad y habilidad para plasmar ideas y conceptos sobre el papel han sido un aporte asombroso a este proyecto.

A Gretchen Lees por sus interminables horas de investigación y desarrollo del contenido. Su asombrosa capacidad como escritora e investigadora me ayudó a dar cuerpo a estos conceptos y me brindaron los datos concretos para darles base a estas ideas en el libro.

Gracias a Oliver Stephenson y Chance Miles por su excepcional apoyo a los clientes. Ambos me ayudaron a trabajar con todos los fantásticos clientes míos que aparecen en este libro, a permanecer en contacto con ellos y a reunir sus historias de éxito. El compromiso de ustedes con nuestros clientes y su entusiasmo al apoyarlos no tienen rival.

A Chad Wagner, por tu capacidad mental para analizar la información y tu inventiva habilidad para crear nuestro extraordinario sitio web 12second.com.

A Trixie Kennedy por hacernos reír y cantar, y lograr que nos paguen a tiempo.

A Kathy Thomas, mi asistente, por coordinar todos mis proyectos, atar todos los cabos sueltos y mantenerme al tanto de todo.

Mi reconocimiento también para Steve Hanselman y Cathy Hemming, mi equipo asesor literario en LevelFiveMedia. Steve, gracias por tu maravilloso estímulo, tu fe y tu apoyo a todos mis proyectos durante los muchos años que te conozco. Tu participación fue decisiva al ayudarme a crear una asociación con Random House, y eso también te lo agradezco. A Cathy y a Julia Serebrinsky, gracias también a ustedes por todo su apoyo.

Gracias a Michael Dorazio por su espectacular apoyo legal a este proyecto.

Y por supuesto, a mi asombroso equipo de Random House, que creyó en este proyecto desde el momento en que lo expuse. Gracias a Heather Jackson, Steve Ross, Jenny Frost, Kristin Kiser, Tina Constable, Christine Aronson, Carrie Thornton, Philip Patrick, Jill Flaxman, Amy Metsch, Linda Kaplan, Andrew Leibowitz, Donna Passannante, Shawn Nicholls, Amanda D'Acierno, Penny Simon, Alison Watts, Milena Alberti y Sydney Webber.

Al Dr. Mehmet Oz, por tu respaldo de este proyecto y tu amistad. Tu obra es una verdadera fuerza benéfica y me siento honrado de poder llamarte mi amigo.

Un agradecimiento especial a Anthony Robbins, Pam Hendrickson, Lisa Sharkey, Dr. David Katz, Jane Friedman, Steve P. Murphy, Ardath Rodale, Bob Wietrak, Edward Ash-Milby, Richard Galanti, Terry Goodman y Natalie Farage por su apoyo notable y su amistad a lo largo de los años.

Gracias a Jack Curry y Michele Hatty de la revista *USA Weekend,* por sus esfuerzos extraordinarios en ayudarme a comunicar mi mensaje semanal al pueblo estadounidense. Estoy muy agradecido por su apoyo y su amistad.

Gracias también a Cathie Black, Cathy Chermol, Hilary Estey McLoughlin, Tyra Banks, John Redmann, Sheila Bouttier, Katie Couric, Lisa Gregorisch-Dempsey, Meredith Vieira, Amy Rosenblum, Marc Victor, Diane Sawyer, Chris Cuomo, Patty Neger, Monica Escobedo, Wendy Whitworth, Linda Evans, Karen Katz, Emeril Lagasse, Barbara Walters, Bill Geddie, Donald Berman, Dusty Cohen, Cherie Bank, Ivorie Anthony, Jennifer Austin, Kelli Gillespie y Richard Doutre Jones por permitirme compartir mi mensaje con el público.

Y finalmente, a los fantásticos socios y amigos nuestros que han apoyado este proyecto. A Reid Tracey, Stacey Smith y Louise Hay, de Hayhouse. Gracias a Bonnie Block, de Fleishman, y Mary Doherty, Lauren Fritts y Dustin Cohn, de Gatorade. A Charles Caswell, Richard Davis y Paul Goldberg, de GoFit™. A Brent Brookes, Jim Zahniser y Daniel Schwerin, de Precor®. A John Wildman, Matt Messinger y Tia Willows, de Bally® Total Fitness. A Bruce Barlean y Jade Beutler, de Barlean's Organic Oils. A Jack Hogan, Brian Hogan, Ron Caporale y Laurie Berger, de LifeScript®.

# DEL ESCRITORIO DE JORGE CRUISE

Estimado amigo,

La Secuencia de 12 Segundos™ es una nueva manera de hacer ejercicios que te dará el máximo de resultados en el mínimo de tiempo. ¡Su objetivo es reducir tu estómago en dos semanas! ¿Cuál es el secreto? Pues bien, como resalta el respetado médico y autor Dr. Mehmet Oz en la cubierta de este libro, todo reside en los músculos. Ves, es esencial añadir tejido de músculo no adiposo a tu cuerpo para bajar de peso, ya que eso es lo que guía a tu metabolismo.

El problema que tienen una gran cantidad de otros programas de entrenamiento es que nunca permiten que tus músculos se fatiguen al máximo. Demasiado a menudo se concentran solamente en la cantidad de ejercicios, y no en la *calidad* de la sesión de ejercicios. La Secuencia de 12 Segundos™ se concentra cien por cien en la *calidad* de los ejercicios. Al hacer más lento cada ejercicio con un movimiento de 10 segundos y sostener la posición, sin movimiento, durante otros 2 segundos, se logra la fatiga total del músculo, ¡y añades a tu cuerpo, más rápida y eficazmente que nunca, un tejido muscular esbelto, atractivo y quemador de grasa!

Con mi nuevo programa, harás ejercicios **sólo dos veces a la semana durante 20 minutos.** Te darás cuenta de inmediato de que este plan es diferente a cualquier otro que hayas seguido anteriormente. La primera semana, inclusive desde el primer día, notarás que tus músculos se sienten más fatigados que lo que se han sentido con otros programas. Tu cuerpo se tonificará más, se hará más firme ¡y mucho más *sexy*! La ropa te quedará mejor y todos notarán lo bien que luce tu cuerpo. Además, te sentirás más fuerte, más en forma, y verás que tu cintura se reduce en las dos primeras semanas. Visita 12second.com para que realices junto a mí una clase en video sin costo alguno.

Así que te reto ahora mismo a que te comprometas a llevar a cabo este programa en un cien por cien durante las dos primeras semanas. Ve al capítulo 1 y anímate a tomar tus mancuernas para que comiences hoy el programa. Te prometo que verás cómo tu cintura se reduce de manera asombrosa y que te sentirás como nunca. Luego, continúa el reto durante las seis semanas restantes. ¡Lo básico es que al final del Desafío de 8 Semanas siempre te verás maravillosamente bien con tu traje de baño! También quiero invitarte a que te motives aun más uniéndote a nuestro Desafío gratis de $100.000. Visita 12second.com para más detalles.

Espero verte en línea.

Tu entrenador,

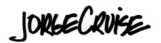

# CONTENIDO

# LA SECUENCIA DE 12 SEGUNDOS™

# UN SECRETO EXTRAORDINARIO

# 1

## La vida es corta, vívela bien.
—JORGE CRUISE

Algo ha sucedido por todo Estados Unidos y se está extendiendo por el mundo occidental. La cintura de la gente se está poniendo cada vez más ancha. Más del 60 por ciento de los estadounidenses están pasados de peso o son obesos, y la cantidad sigue aumentando.

¿Qué importancia tiene esto para ti? Bueno, si estás pasado de peso —ya tengas que rebajar 5 libras o más de 30—, probablemente no vives como deseas vivir. El exceso de peso destruye tu amor propio y realmente limita tu habilidad para moverte como deseas. Lo peor es que se ha demostrado que el exceso de peso en tu estómago conduce a graves problemas de salud, como diabetes tipo II, enfermedad cardíaca, presión alta, cáncer y derrame cerebral. La acumulación de grasa en el vientre es algo extremadamente peligroso. En breve te explicaré por qué la grasa en la barriga es tan peligrosa, pero por ahora es esencial que te des cuenta de que ponerte en forma y reducir tu cintura es de importancia fundamental para tu salud.

Cuando hayas terminado de leer este capítulo, comprenderás mi extraordinario secreto para reducir tu cintura en dos semanas *y* ponerte en forma como nunca antes en tu vida. Además, sólo te tomará dos sesiones de ejercicios de 20 minutos, las cuales puedes realizar en tu casa o en el gimnasio. No tendrás que emplear horas y horas para ver los resultados; nunca más volverás a malgastar tiempo en ejercicios inútiles.

## EL REY DE LA GRASA

Sé cómo se siente una persona a la que no le gusta su propio cuerpo. Yo era gordo de niño. A toda mi familia le encantaba comer porciones enormes de comidas pesadas altas en grasa. Mi mamá y mi abuela pensaban que para querer a un niño había que alimentarlo bien: ¡yo diría que a mí me querían como a dos niños normales juntos! Me puse tan rollizo que mi mamá comenzó a decirme "el rey". Sin embargo, mi exceso de peso, y sobre todo la grasa que tenía en la barriga, empezaron a afectarme enormemente, tanto física como sicológicamente.

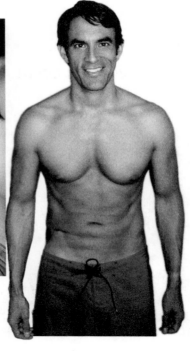

¡Jorge,
con 34 libras
de menos!

Mi familia nunca le dio gran importancia al ejercicio; mi papá trabajaba diez horas al día y consideraba que el ejercicio tomaba mucho tiempo y era demasiado difícil. Debido a mi mediocre alimentación y la falta de ejercicio, cuando cumplí quince años era un desastre. Tenía poca energía, dolores de cabeza a diario y un asma tan fuerte que me costaba trabajo respirar cuando trataba de correr algunos tramos en la clase de gimnasia. Los otros chicos de la escuela se burlaban de mí y me pusieron apodos como "lechoncito" y "gordinflón". Jamás me escogían para jugar en los equipos deportivos. Nunca practiqué deportes, y no era capaz de hacer ni siquiera una lagartija o *push-up*. La vergüenza que sentía de mi cuerpo era tan grande que afectaba mi amor propio. Nadie —en especial mi familia, que me quería tanto— sospechaba que la falta de ejercicio y el régimen alimenticio poco saludable eran los culpables de los problemas que yo enfrentaba.

Solo una experiencia de vida o muerte me hizo dar cuenta de que mi estilo de vida podría matarme. Cuando era un adolescente, se me reventó el apéndice y estuve al borde de la muerte. Durante el largo y difícil período de recuperación, comencé a pensar en convertirme en una persona más saludable. Me di cuenta de que no contaba con los recursos que necesitaba para comenzar a vivir un estilo de vida saludable, pero el solo hecho de pensar en eso fue un comienzo maravilloso.

Al poco tiempo de que se me reventara el apéndice, a mi papá le sucedió algo que cambió para siempre su vida y la mía. Le diagnosticaron cáncer de la próstata y le dijeron que si no se sometía a un tratamiento médico no duraría más de un año. En vez de someterse al tratamiento invasivo tradicional, mi papá se matriculó en un centro de medicina alternativa de San Diego llamado Optimum Health Institute para aprender a limpiar, rejuvenecer y sanar su cuerpo mediante cambios en su estilo de vida. Me integré al programa junto a mi papá, sobre todo para darle apoyo emocional, pero allí obtuve conocimientos de ejercicio y nutrición que cambiaron mi vida. El cáncer de mi papá entró en remisión, y mi asma y dolores de cabeza desaparecieron. Ambos adquirimos salud y energía, así como también una nueva apreciación por la vida.

Mi papá no era el único miembro de mi familia que padecía de serias consecuencias de salud debido a su estilo de vida. Mis abuelos eran bastante gruesos. Nunca le habían dedicado mucha atención a su forma de comer hasta que mi abuela tuvo un derrame cerebral. Mientras se recuperaba en el hospital, mi abuelo se hizo un chequeo médico y descubrió que tenía la presión peligrosamente elevada. El doctor pensó que no faltaría mucho para que también a mi abuelo le diera un derrame cerebral.

Muy impresionados por lo que sucedió, mis abuelos decidieron aprender de la experiencia de mi papá en el centro de salud y comenzaron a vivir de manera más saludable. Por desgracia, era demasiado tarde para mi abuela; al poco tiempo tuvo otro derrame cerebral y murió. Sin embargo, mi abuelo llevó a cabo una serie de beneficiosos cambios, a pesar del dolor que sentía por la pérdida de mi abuela. Rebajó más de 50 libras y su presión sanguínea bajó muchísimo. Logró una transformación total de su salud... y de su vida. A partir de entonces decidí que la misión de mi vida sería ponerme en forma y guiar a los demás hacia una vida más larga, más saludable y mejor.

Dediqué mi tiempo a estudiar nutrición, ciencia del ejercicio y sicología. Aprendí todo lo que pude de mis instructores en la Universidad de California en San Diego, en Dartmouth College y en el Institute for Aerobics Research. También me hice entrenador personal certificado e investigué el aparentemente interminable número de dietas y programas de ejercicio de moda que existen. Cuando ya me sentía preparado, me propuse crear un sitio web para ayudar a los clientes en línea a ponerse en forma. Funcionó. Y al poco tiempo, algo muy importante sucedió: mi sitio y uno de mis clientes fueron presentados en el programa de televisión *The Oprah Winfrey Show*. ¡Mi vida cambió a partir de ese momento increíble! Recibí miles de mensajes electrónicos de personas que me pedían que los ayudara a ellos también. Eso me inspiró a desarrollar mi primera serie de libros de ejercicios, *8 Minutos por la Mañana*.® Esa serie de libros, que fueron éxitos de venta, fue diseñada para un principiante que lo único que desea es un plan sencillo para comenzar. Luego, en mi sitio web jorgecruise.com recibí más y más mensajes electrónicos donde me pedían que creara una dieta para perder peso que fuera saludable y segura, sin dejar de ser deliciosa. Así que creé una serie de libros titulada *La Dieta de las 3 Horas*™. ¡Esa serie se hizo popular al instante! Por primera vez todos, desde estudiantes universitarios y mamás muy atareadas hasta celebridades, comían bien y veían resultados rápidamente.

**Esto me lleva al libro que tienes en las manos.** Naturalmente, como te puedes imaginar, seguí recibiendo pedidos por Internet, pero esta vez era diferente. La gente quería que yo creara un plan de entrenamiento físico para obtener *el resultado máximo en muy poco tiempo... y que fuera sencillo*. En específico, querían que los ayudara a reducir la cintura más rápidamente, y que les permitiera ponerse en forma como nunca antes en sus vidas. Deseaban resultados que ninguno de mis planes anteriores podía ofrecer. Eso me impulsó a hacer un descubrimiento *extraordinario*.

# UN IMPORTANTE AVANCE INVESTIGATIVO

Recientemente se han producido asombrosos descubrimientos en la fisiología del ejercicio. Grupos de investigadores han descubierto que el entrenamiento de resistencia realizado sólo dos veces a la semana puede ayudar a prevenir la *acumulación de grasa en el abdomen*. Sí, el entrenamiento de resistencia no sólo tonificará tu cuerpo y te pondrá en forma, sino que también reducirá el tipo más peligroso de acumulación de grasa abdominal, la llamada grasa visceral. Este tipo de grasa profunda no sólo nos hace lucir gordos; también puede conducir a serios trastornos de salud. De hecho, un estudio realizado en East Carolina University encontró que el entrenamiento con pesas aumenta la cantidad de grasa abdominal que el cuerpo quema no sólo durante el ejercicio, ¡sino también por *40 minutos después del ejercicio*! Los investigadores también concluyeron que el entrenamiento con pesas quema grasa en el cuerpo entero y ayuda a prevenir el aumento de peso.

En el capítulo 3, te explicaré todos los detalles de mi nuevo programa, pero por el momento comprende solamente que ya no tienes por qué correr un alto riesgo de desarrollar enfermedades causadas por tu estilo de vida, como son la enfermedad cardíaca y la diabetes. Mi meta es hacerte llegar a lo que los médicos afirman que es lo mejor (¡y que también luce

# Cómo el músculo en reposo quema grasa

Si existiera una varita mágica para ayudarte a quemar grasa y achicar tu cintura mientras descansas, esa sería el tejido muscular magro. El tejido muscular magro tiene un metabolismo activo. ¿Qué significa esto? Se considera que el músculo tiene un metabolismo activo debido a que le hace falta energía para funcionar. Es decir que consume calorías. La masa de grasa, por el contrario, usa muy poca energía. De hecho, Marla Richmond, una científica especializada en ejercicios, dice que la grasa es un "tejido relativamente perezoso".

El músculo es el tejido de tu cuerpo que tiene el metabolismo más activo. El músculo absorbe enormes cantidades de oxígeno y de otras sustancias nutritivas para alimentarse y funcionar adecuadamente. Como consume tantas calorías, el músculo es el *principal determinante de tu ritmo metabólico en reposo*. Mientras más tejido muscular magro tengas, más alto será tu metabolismo, y más calorías quemarás sin hacer nada. Esto es parte del secreto del éxito de la Secuencia de 12 Segundos™. ¡Sigue leyendo para que aprendas más!

Hay muchos estudios maravillosos que apoyan la idea de que tu masa de tejido muscular magro afecta de manera significativa tu metabolismo durante los momentos de inactividad. Un estudio, llevado a cabo por el Instituto Nacional de la Salud, halló que la masa muscular contribuye enormemente al gasto total de energía (las calorías que se queman). Estos investigadores hallaron que "el músculo constituye del 40 al 50 por ciento del peso del cuerpo... y es, por tanto, cuantitativamente, la masa de tejido más importante del cuerpo".

**En los últimos tiempos se han producido algunas investigaciones realmente fascinantes que hallaron que el aumento de tu metabolismo en reposo puede realmente tener un efecto sobre la *grasa abdominal*.** Así es, cuando aumentas tu metabolismo, aumentas la cantidad de grasa abdominal que quemas, ¡sin hacer absolutamente nada!

Recientemente la Asociación Estadounidense del Corazón (AHA, por sus siglas en inglés) llevó a cabo un asombroso estudio que halló que el entrenamiento de fuerza puede realmente prevenir la acumulación de grasa abdominal. Grupos de investigadores han descubierto que las mujeres que levantan pesas dos veces por semana pueden detener o reducir el avance de "la llantita de la madurez". Los investigadores estudiaron los efectos del aumento de la masa muscular en 164 mujeres entre los 24 y los 44 años de edad. Luego de realizar un programa de entrenamiento de fuerza durante dos años, las mujeres rebajaron casi un 4 por ciento del total de su grasa corporal, mientras que las participantes que no hicieron entrenamiento de fuerza no perdieron grasa corporal. Aún más sorprendente es que las mujeres que hicieron entrenamiento de fuerza "redujeron de manera espectacular el aumento de la grasa abdominal" en comparación con el grupo que no hizo ejercicio.

Otro estudio, conducido por investigadores de Navarra, España, halló que los aumentos de la masa muscular incrementan el ritmo metabólico en reposo, lo cual, a su vez, reduce la grasa abdominal. Los investigadores españoles estudiaron a hombres con diabetes tipo II para ver si el aumento de la masa muscular tenía un impacto sobre la grasa abdominal. Al final del período de entrenamiento de 16 semanas, los investigadores hallaron que la grasa abdominal media de los hombres ¡se redujo en alrededor del 10 por ciento! Finalmente, y éste es mi estudio favorito, la Universidad de Alabama en Birmingham sometió a quince mujeres a un programa de entrenamiento de resistencia durante 16 semanas. Al final de las 16 semanas, los investigadores descubrieron que las mujeres aumentaron "significativamente" su gasto de energía en reposo (el ritmo metabólico en reposo). Además, ¡redujeron su grasa abdominal en un 7,1 por ciento! Las mujeres de este estudio no sólo afinaron sus talles, sino que también mejoraron la composición general de sus cuerpos y crearon las bases para convertirse en personas más activas y saludables.

increíble en un traje de baño!): una circunferencia de cintura de menos de 35 pulgadas para un hombre, o de 32,5 para una mujer. Y con la Secuencia de 12 Segundos™, he creado una manera sencilla e increíblemente eficaz para que lo puedas lograr.

# MI REVOLUCIONARIO MÉTODO: LA SECUENCIA DE 12 SEGUNDOS™

El entrenamiento de resistencia es la clave para ponerte en forma, ya que crea *tejido muscular magro* quemador de grasa, sobre todo de la grasa abdominal. Hasta ahora, sin embargo, la mayoría de los programas de entrenamiento de resistencia han sido complicados y consumen mucho tiempo. Por eso es que mi equipo de salud física y yo dedicamos dos años a crear el mejor plan para ponerse en forma: *un método revolucionario de entrenamiento de resistencia*. Y llamamos a ese método la Secuencia de 12 Segundos™. Es, verdaderamente, un gran avance.

La Secuencia de 12 Segundos™ es el método más eficiente que jamás se ha creado para desarrollar tejido muscular magro, quemar grasa abdominal y lograr que luzcas mejor que nunca. Jamás volverás a malgastar tiempo en el gimnasio haciendo repeticiones interminables de ejercicios o perdiendo horas en la caminadora. Estas sesiones de ejercicios son tan avanzadas, tan específicas, que nunca volverás a necesitar otro programa de ejercicios para ponerte en forma.

La Secuencia de 12 Segundos™ está compuesta por dos técnicas de entrenamiento poderosas y probadas: levantamiento lento de pesas en cadencia y contracción estática. Ningún otro plan de entrenamiento físico jamás ha combinado estas dos técnicas. El levantamiento de pesas lento y en cadencia es un método en el cual la velocidad de los ejercicios se reduce a un conteo de 10 segundos en el levantamiento y la bajada. Con la contracción estática el peso o la resistencia se mantiene en un punto clave durante una cantidad de tiempo determinada de antemano. A esta excepcional técnica híbrida la llamo Tensión Controlada™ (*Controlled Tension™*). Aunque la Tensión Controlada™ por sí sola es un método extraordinario de entrenamiento, yo sentía que a esa mezcla le faltaba algo.

Hace poco, me convertí en un gran admirador del entrenamiento en circuito cuando descubrí que me permitía entrenar todo mi cuerpo en sólo unas cuantas sesiones de ejercicios a la semana y, al mismo tiempo, brindaba un fantástico ejercicio cardiovascular. En el entrenamiento en circuito, uno avanza de ejercicio en ejercicio sin decansar. Esto permite que el ritmo cardíaco permanezca elevado durante el tiempo que dura el entrenamiento. Y créeme, los

# Cómo quemarás un 20 por ciento más de calorías todos los días

Vamos a suponer que eres una mujer típica que mide 5′4″ y pesa 160 libras. Esto significa que ya quemas alrededor de 1.800 calorías al día. ¿Lista para aumentar eso? He aquí cómo lo hacemos: en los días en que usas la Secuencia de 12 Segundos™ (dos veces por semana), quemarás 200 calorías durante cada sesión de ejercicios para lograr un total de 400 calorías a la semana. Esto mejora tu metabolismo en un 3 por ciento.

Pero ahora es que comienzan a producirse los verdaderos beneficios, y todo eso *sin hacer más ejercicios*. Primero es la "post-quema", que quemará 200 calorías más luego de cada entrenamiento (dos veces por semana) para lograr 400 calorías adicionales a la semana. Esto mejora tu metabolismo en otro 3 por ciento. ¡Como lo oyes!

Y luego, finalmente, lo mejor de todo. La Secuencia de 12 Segundos™ te ayuda a restaurar hasta 5 libras de tejido muscular magro. Como promedio, 1 libra de músculo quema 50 calorías por día, así que ahora añade 250 calorías más quemadas cada día, o 1.750 calorías más quemadas en una semana. Esto mejora tu metabolismo aún más en un extraordinario 14 por ciento. ¡Esto me encanta!

## BREVE SUMARIO:

    400 calorías (del entrenamiento)
    400 calorías (de la post-quema)
+  1.750 calorías (del tejido muscular magro)
_____

**¡2.250 calorías adicionales quemadas cada semana! = 20%**

Divide esto entre los siete días de la semana y obtendrás un *aumento diario de 364 calorías* quemadas o ¡*un 20 por ciento diario de aumento de tu metabolismo!*

beneficios para el corazón son maravillosos. Este componente final de la Secuencia de 12 Segundos™ la convierte en la mejor rutina de ejercicios todo-en-uno.

Básicamente, yo creo que la Secuencia de 12 Segundos™ es el programa de entrenamiento más eficiente y más eficaz que existe para ponerse en forma. Es el programa más fácil y más realista para el mundo en que vivimos. Estados Unidos y el resto del Occidente están llenos de personas como tú y como yo que queremos estar en buena forma física y ser saludables, pero nos resulta difícil integrar un programa de ejercicios en nuestras atareadas vidas. Por desgracia, nuestro estilo de vida ha traído como resultado una población inactiva con sobrepeso que padece de una tasa sin precedente de enfermedades que podrían prevenirse. **Es hora de hacer algo al respecto.** *Yo quiero que tú vivas una vida larga, saludable y feliz, activa y plena.* Por eso es tan esencial que comiences este programa *hoy mismo.*

Sé que al comenzar tu camino para ponerte en forma con la Secuencia de 12 Segundos™, querrás tener los mejores medios y recursos disponibles que te ayuden a esculpir tu cuerpo como nunca antes lo has hecho. Piensa en esto como alguien que va a comenzar a construir un edificio. Imagínate que empezaras con los materiales inadecuados o con un conjunto de planos equivocados: tendrías que derribar el edificio y comenzar toda la construcción de nuevo. Por eso es que de antemano he trabajado mucho por ti, para asegurar que tengas las "herramientas" correctas que te ayuden a construir esos bellos músculos y a rebajar la grasa abdominal. Podrás reconocer estas recomendaciones cuando veas mi sello de aprobación oficial de la Secuencia de 12 Segundos™. Este sello significa que confío y creo en la calidad, eficacia y, sobre todo, en la habilidad que tienen estos productos y compañías para ayudarte a conseguir tus metas. Hallarás el sello oficial en Bally® Total Fitness, donde puedes asistir a una clase de la Secuencia de 12 Segundos™ gratis al bajar el pase de 12second.com; Barlean's® Organic Flaxseed Oils; equipo de marca GoFit™; Jorge's Packs™ de LifeScript®; y la máquina de cable de entrenamiento funcional y la caminadora 9.35 de Precor® S3.23.

Así que ahora mismo te reto a que comiences el Desafío de 8 Semanas de la Secuencia de 12 Segundos™. Te prometí que en las primeras **dos semanas** verías resultados espectaculares. No sólo se reducirá tu barriga, sino que también notarás que el nivel general de tu cuerpo mejorará. Y al final del Desafío de 8 Semanas comprobarás que tu cuerpo se verá —y se sentirá— ¡como nunca antes!

Realmente te sentirás más saludable que nunca. Te sentirás fuerte, en forma y confiado. Sentirás una fuerza interna que nunca has experimentado. ¡Y te verás fantásticamente bien! Al comenzar a crear músculo y a quemar grasa, dejarás de sentir la ropa apretada y tus músculos se definirán más. Todos comentarán sobre lo bien que te ves. Y a medida que quemes la grasa abdominal, reducirás tu riesgo de padecer de trastornos cardíacos, diabetes, cáncer y otras enfermedades muy graves.

Finalmente, y esto es lo más emocionante, ¡también aumentarás tu metabolismo *en reposo* hasta en un 20 por ciento! Así es, vas a añadir tejido muscular magro a tu cuerpo, lo cual aumentará la cantidad de calorías que quemas *en reposo*. Vas a entrenar tu cuerpo para que queme cientos de calorías por sí mismo cada semana... y eso es cuando *no* estás haciendo ejercicios. ¡Imagínate quemar grasas mientras estás sentado frente a la computadora o mientras duermes! De todos los beneficios de mi plan, ése es mi favorito.

¿Estás listo para cambiar tu cuerpo? Vamos a empezar.

# EL MITO DEL *MÁS* 2

Ahora hago mucho menos ejercicio que nunca antes y obtengo más resultados. **Cuando realizo la Secuencia de 12 Segundos™, en sólo 20 minutos, veo cómo me sudan los músculos que pongo a trabajar. Es realmente intenso. Quemo calorías, pero no me quemo yo.**

—ROSS COOLING, *Campeón de los 12 Segundos, bajó 28 libras*

Casi seguro que ya has tratado todo lo que hay por ahí: ejercicios cardiovasculares hasta caerte muerto, máquinas para los músculos abdominales, entrenamiento tradicional de pesas, yoga, Pilates y todas las sesiones de ejercicios que han estado de moda. Por desgracia, lo más probable es que hayas descubierto que todos exigen una cantidad de tiempo considerable antes de obtener algún resultado. Descubrir esto es realmente frustrante. La mayoría de mis clientes vienen a verme debido a que también ellos se frustran. Piensan, "Es que no tengo ni el tiempo ni la energía para obtener resultados notables, así que nunca voy a ponerme en forma". La gente no se da cuenta de que no tienen que pasar horas haciendo ejercicios todas las semanas para ponerse en buena forma física. De hecho, te voy a presentar una idea vital que va a cambiar tu manera de pensar acerca de hacer ejercicios: *más tiempo no significa mejor*. Te has convencido de que más es mejor, y este concepto equivocado te ha impedido lograr darle a tu cuerpo la mejor forma posible. *Es esencial que abras tu mente a una nueva manera de pensar acerca del ejercicio, y nosotros te daremos los elementos básicos para hacerlo con la Secuencia de 12 Segundos™.*

En este capítulo vas a descubrir los tres mitos principales acerca de adquirir una buena forma física. **Es necesario que los conozcas para que nunca vuelvas a perder el tiempo.** ¿Cuáles son? Muchas personas creen que para lograr la figura que desean, necesitan (1) más aeróbicos o (2) más repeticiones o (3) más sesiones.

Estas técnicas pueden sin duda mejorar el buen estado físico de tu cuerpo, pero no te van a proporcionar ese cuerpo sensacional que deseas, como sí lo puede lograr la Secuencia de 12 Segundos™. Aprender acerca de estos errores comunes y sus desventajas es el primer paso para llegar a entender cómo este plan revolucionará tu cuerpo.

# EL MITO DE MÁS AERÓBICOS

Antes de la Secuencia de 12 Segundos™, muchos clientes míos tenían la impresión de que el ejercicio aeróbico, como trotar, correr o usar una máquina elíptica o de escalones, era la manera más eficiente de esculpir sus cuerpos ideales. Si bien el ejercicio aeróbico resulta extraordinario para tu salud cardíaca, por sí solo no va a cambiar la forma de tu cuerpo con tanta eficiencia como el entrenamiento de resistencia. Una libra de grasa equivale a 3.500 calorías. Eso significa que tienes que correr 35 millas para quemar una libra de grasa. ¡Sólo una libra! Eso no lo suficientemente eficiente.

¿Por qué el ejercicio cardiovascular no es tan eficiente como el entrenamiento de fuerza cuando se refiere a quemar grasa? El ejercicio aeróbico carece de una "post-quema" importante. Mencioné esto en el capítulo 1, pero, ¿qué es exactamente la post-quema? Son las otras calorías que tu cuerpo quema *después* que terminas tu sesión de ejercicios. El nombre técnico para post-quema es Consumo del Exceso Post-Oxígeno (EPOC, las siglas en inglés de *Excess Post-Oxygen Consumption*). Durante el EPOC o la post-quema, tu cuerpo reabastece sus fuentes de energía, reoxigena la sangre, normaliza su temperatura básica y hace que el corazón y la respiración retomen sus ritmos normales. Es decir, que la post-quema es el esfuerzo que realiza tu cuerpo para regresar a la homeostasis, y puede demorar varias horas. Este "trabajo" adicional exige que tu cuerpo queme aun más calorías que las que quemó durante la sesión de ejercicios. Así, la post-quema le saca el máximo provecho a tu sesión de ejercicios al quemar calorías durante horas *¡después* que dejaste de hacer ejercicios!

Algunas investigaciones han hallado que el entrenamiento de resistencia —el cual, repito, constituye la base de la Secuencia de 12 Segundos™— altera la homeostasis del cuerpo mucho más que el ejercicio cardiovascular. Como resultado de eso, tu cuerpo, para que le sea más fácil regresar a un estado normal, consumirá más calorías luego de levantar pesas que luego de correr. Esto significa que tú quemas más calorías durante un período más largo de tiempo cuando haces entrenamiento de resistencia que cuando sólo haces ejercicios cardiovasculares. Ése es nuestro objetivo: acelerar tu metabolismo el mayor tiempo posible para que sigas quemando calorías después de que termines tus ejercicios.

Un estudio realizado en la Universidad Estatal de Colorado comparó el EPOC de un grupo de personas sometidas a pruebas luego de ejercicios de entrenamiento

## Aviso para los hombres

A menudo los hombres creen que la única manera de desarrollar los músculos es levantar pesas muy pesadas. Y es cierto que levantar pesas pesadas hará que tu tejido muscular se descomponga. Hablaremos sobre esto más detalladamente en el capítulo 3, pero eso no es malo; en realidad, es esencial para generar nueva masa muscular. Pero, desafortunadamente, levantar pesas *extremadamente* pesadas puede ser peligroso y puede causar lesiones. Peor aun, los hombres que no están habituados al levantamiento de pesas a menudo tienden a levantar pesas muy pesadas porque piensan que esa es la manera más sencilla de desarrollar los músculos. Y así es como se meten en problemas.

Pocas personas consideran los daños que conlleva levantar pesas muy pesadas. Un estudio publicado en la *Revista de medicina deportiva* halló que el levantamiento de pesas puede provocar fracturas, dislocaciones, hernias y lesiones en las rodillas. ¿Por qué es tan peligroso este tipo de ejercicio? Pues bien, cuando se levantan pesas demasiado pesadas, no se pueden hacer los movimientos correctamente. Hacer los movimientos de forma incorrecta no sólo aumenta el riesgo de que te lesiones, sino que también trae como consecuencia un desarrollo muscular mediocre. Cuando ejercitas incorrectamente, transfieres la carga de las pesas a grupos de músculos más pequeños, y el resultado es que el músculo que te interesa desarrollar no se cansa lo suficiente. En el gimnasio veo a muchos hombres que tratan de hacer flexiones con mancuernas de 80 libras. La única manera en que pueden hacer esas flexiones es si dan un empuje intenso, tensan la espalda y quitan la presión de encima del bíceps. ¿Lo esencial? Estás perdiendo el tiempo. Luce impresionante en el espejo, pero hace muy poco por tu cuerpo... que no sea lastimarlo y agotarlo.

de fuerza y luego de ejercicios aeróbicos. Los investigadores encontraron que el entrenamiento de fuerza traía como consecuencia un EPOC notablemente más elevado, y que seguía quemando calorías adicionales *catorce horas y media después* de haber terminado la sesión de ejercicis. Otro estudio, publicado en la *Revista internacional de nutrición deportiva y metabolismo de ejercicios,* puso a prueba el EPOC de mujeres que participaron en ejercicios de entrenamiento de fuerza. Su EPOC promedio fue un 13 por ciento más alto que su consumo de oxígeno anterior a los ejercicios, y esta tasa se mantuvo elevada durante *dieciséis horas* después de que ellas dejaron de hacer ejercicios.

# EL MITO DE MÁS REPETICIONES

## La importancia de dormir

Como la Secuencia de 12 Segundos™ sólo requiere dedicarle 20 minutos, dos veces por semana, ¡te va a sobrar el tiempo! ¿Qué deberías hacer con ese tiempo libre que acabas de encontrar? Dormir más. Dormir lo suficiente es más importante de lo que te imaginas. La mayoría de la gente no duerme la noche entera a causa del estrés, de responsabilidades familiares o profesionales, o porque no tienen conciencia de lo importante que es dormir. El dormir tiene un enorme impacto en tu vida y tu salud, y puede tener una gran influencia en la manera en que luces y te sientes. Cuando duermes ocho horas todas las noches le proporcionas a tu cuerpo la oportunidad de recuperarse y "recargar" sus pilas. El sueño reabastece las hormonas del crecimiento que son esenciales para el desarrollo del tejido muscular magro. Si no duermes lo suficiente, esos músculos que has trabajado tan duro para extenuar y descomponer no tienen oportunidad de renovarse. El resultado de esto es que no verás cambios en tu cuerpo, ya que no estás aprovechando el mejor tiempo de recuperación que tiene tu cuerpo. En realidad, tu cuerpo se recupera mejor cuando duermes esas ocho horas ideales, pero por lo menos trata de dormir seis horas cada noche. Sé que quizás no sea fácil de lograr, pero no dormir lo suficiente es como sembrar una semilla y sacarla todos los días para ver cómo progresa: jamás vas a ver la fruta o la flor si no le das alimentación y descanso. Ésta es una lección que incluso yo he aprendido hace poco... y ha mejorado notablemente mi vida y mi cuerpo.

Si tu rutina ha incluido entrenamiento de resistencia, pero no has logrado los resultados que deseabas, probablemente has hecho *demasiadas* repeticiones y has levantado pesas demasiado ligeras. Sobre todo las mujeres, debido a que no quieren ponerse corpulentas y musculosas, a menudo cometen el error de levantar pesas demasiado ligeras y de hacer demasiadas repeticiones. Esta técnica no sirve para ayudarte a conseguir tu meta de tener una buena forma física.

Por ejemplo, una mujer que desea entrenar sus tríceps puede tomar una mancuerna de 2 libras y hacer de 30 a 40 flexiones hacia atrás. Cuando se detiene, no es debido a que el ejercicio sea demasiado fuerte, sino a que se aburrió. Puede que sude un poquito, que se acelere su ritmo cardíaco y que sienta que está haciendo una buena sesión de ejercicios, pero eso nunca produce los resultados que ella busca. Acabará frustrada y se preguntará qué está haciendo mal. Muchas mujeres no se dan cuenta de que les falta la hormona testosterona que es necesaria para crear músculos voluminosos. Las mujeres producen un 30 por ciento menos de esta hormona que los hombres, lo que les hace imposible aumentar de volumen sin usar peligrosos esteroides.

Las investigaciones nos muestran que cuando uno alza pesas ligeras durante muchas repeticiones, *no se crea la resistencia necesaria* para crear nuevo tejido muscular sin grasa. Según un profesor de la Escuela de Medicina de la Universidad de Virginia Occidental, hacer grupos de 25 repeticiones con un nivel de intensidad bajo o muy bajo no contribuirá a aumentar el tejido muscular magro. Sabes, para crear tejido muscular es necesario que *fuerces* el músculo a tal punto que produzcas desgarramientos microscópicos en las fibras musculares. A medida que tu cuerpo sana esos desgarramientos, creas nuevo tejido muscular magro y te fortaleces. En el próximo capítulo vamos a entrar en más detalles sobre el tejido muscular magro, pero por ahora es importante que entiendas por qué levantar pesas ligeras realmente no mejorará tu cuerpo.

Como levantar pesas ligeras no genera la resistencia suficiente para desarrollar tejido muscular, eso realmente se parece más a una sesión de ejercicios cardiovasculares que a una sesión de ejercicios para desarrollar fuerza. ¿Qué significa esto? ¡No hay post-quema ni nuevo tejido muscular para quemar grasa! Cuando se levantan pesas *ligeras,* se queman calorías durante la sesión de ejercicios, pero esa quema de calorías cesa cuando dejas de hacer ejercicios. Por lo tanto, cuando levantas pesas ligeras, no estás aprovechando la habilidad natural que tiene tu cuerpo de quemar calorías durante horas luego de hacer ejercicios.

## EL MITO DE MÁS SESIONES

Y por último, pero no por ello menos importante, hablemos de cuántas sesiones de ejercicios realizas por semana; es decir, cuántas sesiones programas en una semana normal. Una gran cantidad de mis clientes creen que para ver resultados espectaculares tienen que hacer algo todos los días. Pero cuando se trata de entrenamiento de fuerza, no necesitas hacer más de dos sesiones por semana. ¡Eso es todo! ¿Por qué? Pues porque si tus sesiones son lo suficientemente intensas, vas a necesitar los otros cinco días de la semana para dejar que tu cuerpo descanse y se recupere. La mayoría de la gente no se da cuenta de que el único momento en que los músculos se fortalecen y adquieren más tono es cuando se les permite descansar. Si no dejas que tu cuerpo descanse y se recupere, lo vas a entrenar en exceso y a causarle más daño que beneficio.

En pocas palabras, ya es hora de que te liberes del concepto tradicional del ejercicio de que *más es mejor.* Estos métodos te han hecho malgastar tu tiempo. Y con la Secuencia de 12 Segundos™ vas a dejar atrás el fracaso y verás cómo tu meta de tener un cuerpo en buena forma física finalmente se hace realidad. Te reto a que aproveches esta oportunidad y cambies tu vida.

Así que vamos a empezar ya. ¡Pasa la página!

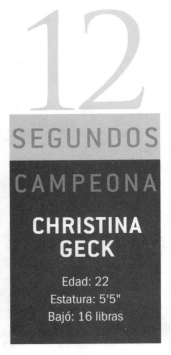

# 12 SEGUNDOS

## CAMPEONA

### CHRISTINA GECK

Edad: 22
Estatura: 5'5"
Bajó: 16 libras

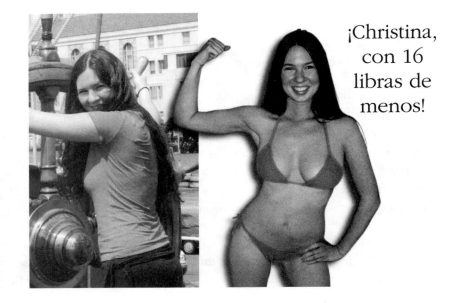

¡Christina, con 16 libras de menos!

"Antes de la Secuencia de 12 Segundos™ había subido de peso y me sentía incómoda en un traje de baño. La ropa me quedaba demasiado apretada y no me sentía a gusto con mi cuerpo.

"Mi objetivo era lucir fabulosa en bikini, y no estaba convencida de que iba a conseguir el cuerpo escultural que deseaba en sólo 20 minutos, dos veces a la semana, pero lo logré. Ahora me siento como una modelo de Victoria's Secret: ¡lista para la pasarela, o por lo menos para la playa!

"Me encantan los ejercicios debido a que son extremadamente eficaces y se adaptan muy bien a mi agenda de actividades. Sin duda que noto una diferencia en la forma en que luce mi cuerpo y en cómo me siento. Y lo mejor de todo es que mi cuerpo cambió y yo vi la transformación positiva en muy poco tiempo.

"Ahora la ropa me sirve a la perfección en vez de quedarme demasiado apretada, y me siento fantástica cuando me miro al espejo. ¡Me siento muy atractiva de nuevo!"

## LOS SECRETOS DE CHRISTINA PARA EL ÉXITO

- · Ten un amigo/a que te mantenga en el camino correcto.
- · Planifica todos los días lo que vas a comer.
- · No te des por vencido.

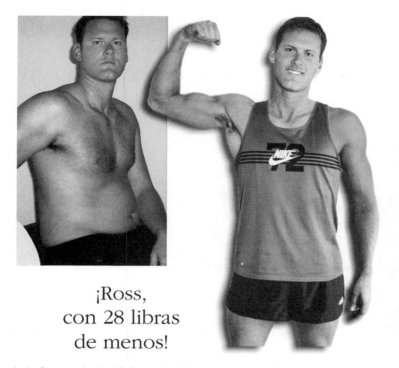

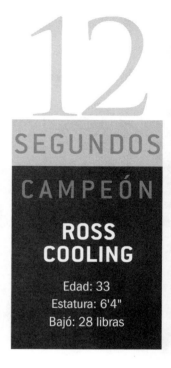

## ¡Ross, con 28 libras de menos!

"Antes de la Secuencia de 12 Segundos™ no pasaba un día sin que pensara en mi peso y en lo infeliz que me sentía con mi cuerpo. Probé numerosas dietas y programas de ejercicio, como el Atkins, Body-*for*-LIFE y Weight Watchers, pero nada me daba resultado. La Secuencia de 12 Segundos™ me ha inspirado para efectuar un cambio completo en mi estilo de vida. Antes siempre estaba comiendo en exceso, haciendo demasiado ejercicio y durmiendo poco. ¡Ahora me siento mucho más vivo y capaz de disfrutar la vida!"

## LOS SECRETOS DE ROSS PARA EL ÉXITO

- Programa un tiempo específico para tus dos sesiones de ejercicios semanales.
- Todas las noches, cocina y prepara tus meriendas para el día siguiente y guárdalas en recipientes para llevar.
- Visualiza una época en que te sentías feliz con tu cuerpo, o con tu vida. Recuerda la confianza que eso te dio, y conviértelo en un factor de motivación a medida que avanzas en la Secuencia de 12 Segundos™.

# ¿QUÉ ES LA SECUENCIA DE 12 SEGUNDOS™?

**3**

> **Desde la misma, primera semana me sentí más fuerte, más en forma y más viva. ¡Lo mejor de todo es que noté que la gente me prestaba más atención y me miraba con admiración!**
>
> —ANNABELLE ESPÍRITU, *Campeona de los 12 Segundos™,*
> *bajó 13 libras*

Pues bien, ya ha llegado el momento de revelar mi innovador método para acelerar tu metabolismo en un 20 por ciento todos los días, reducir tu cintura y lograr que tu cuerpo se vea como nunca antes —y todo eso en sólo dos sencillas sesiones de ejercicio de 20 minutos que puedes realizar en tu casa o en el gimnasio. ¿Estás listo? ¡Vamos a comenzar!

## CÓMO FUNCIONA

El secreto que hace a la Secuencia de 12 Segundos™ tan eficiente y de cómo logrará resultados visibles tan espectaculares, reside en mi técnica registrada llamada Tensión Controlada™, que ya mencioné en el capítulo 1.

Ningún otro programa de ejercicios usa Tensión Controlada™. Ésa es la magia que hace de este plan algo tan revolucionario. Mira, para poder producir nuevo tejido muscular magro en la menor cantidad de tiempo posible, tienes que incorporar *los tres tipos* de fibras musculares de tu esqueleto durante la misma sesión de ejercicios. Los músculos del esqueleto son, sencillamente, aquellos músculos de tu cuerpo que puedes ver. Sí, ésos son los músculos que queremos tonificar y poner a trabajar. El problema es que la mayoría de los métodos de entrenamiento de resistencia no permiten que esto suceda, y mucho menos durante una sesión de sólo 20 minutos.

Con la Tensión Controlada™ se ponen a funcionar los tres tipos de fibras musculares y se descubre el **verdadero secreto para crear tejido muscular magro en muy poco tiempo:** *la saturación muscular total.* ¿Qué es exactamente la saturación muscular total? Esto sólo significa que hay que cansar al máximo los tres tipos de fibras musculares del esqueleto. Cuando llevas a cabo un ejercicio, tu cerebro envía señales a las fibras musculares cuya ayuda necesita. Esto es lo que se llama el *reclutamiento de las fibras musculares.* Cuando todas ellas se ponen a tu disposición para ayudar, llevas a cabo el entrenamiento más poderoso y asombroso —y creas tus músculos quemadores de grasa con una rapidez que nunca creíste posible.

2 segundos

10 segundos

La Tensión Controlada™ es la clave de la Secuencia de 12 Segundos™.

La mayoría de los otros métodos de entrenamiento de resistencia no ponen a trabajar los tres tipos de fibras, lo que hace que sean menos eficaces para transformar tu tejido muscular. Pero con la Tensión Controlada™ sí lo logras. Es realmente un método revolucionario híbrido de entrenamiento de resistencia que **garantiza** la *saturación muscular total.* Hemos desarrollado la mejor técnica híbrida al combinar el levantamiento de pesas de cadencia lenta con la contracción estática. Por primera vez, estas dos técnicas extraordinariamente eficientes se combinan para crear un método de ejercicios sencillo, rápido y eficaz. Veamos brevemente en qué consisten estas técnicas y por qué son tan increíblemente eficaces.

# LEVANTAMIENTO DE PESAS EN CADENCIA LENTA

A principios de los años 80, la Universidad de Florida llevó a cabo una prueba clínica para ver si el entrenamiento de fuerza podía ayudar a las mujeres mayores de edad que padecían de osteoporosis a recuperar la masa ósea que habían perdido. Durante el estudio se dieron cuenta de que el entrenamiento tradicional con movimientos impetuosos podía dañar las articulaciones y los huesos debilitados, y podía ocasionar más daño que beneficio. Así que decidieron reducir la velocidad de los movimientos hasta un levantamiento "en cadencia" de 10 segundos y un regreso "en cadencia" de 10 segundos a la posición inicial. Los resultados fueron extraordinarios. Esta técnica no sólo resultó más suave para las articulaciones, sino que los investigadores también descubrieron que las personas sometidas a la prueba aumentaban su tejido muscular magro más rápidamente que con el entrenamiento convencional con pesas.

En 2003, otra serie de estudios demostró una vez más el poder del levantamiento de pesas en cadencia lenta. En primer lugar, unos destacados científicos de la Universidad Estatal de Colorado reconocieron los increíbles beneficios del levantamiento en cadencia lenta, y elogiaron su eficiencia y seguridad como método de entrenamiento. Luego, la Escuela de Medicina de la Universidad de Harvard aprobó otro programa que implementaba el movimiento en cadencia lenta. Los investigadores hallaron que esta forma de ejercicio era la primera que verdaderamente mostraba resultados en muy poco tiempo.

Varios otros estudios investigativos respaldaron la técnica del levantamiento de pesas en cadencia lenta. Un estudio, publicado en la *Revista de medicina deportiva y buena forma física,* comparó los efectos del entrenamiento convencional de fuerza y del levantamiento en cadencia sobre el desarrollo muscular. Se descubrió que la técnica del levantamiento lento aumentaba la fuerza muscular en los hombres y las mujeres alrededor de un 50 por ciento más que el entrenamiento convencional.

Otro estudio, publicado en la *Revista de fisiología del ejercicio,* evaluó cuánto impacto tenía un impulso rápido en la eficacia de un ejercicio de entrenamiento de fuerza. El estudio halló que, a menos que se aplicara una tensión constante al músculo, la fuerza muscular (que es la cantidad de fibras que participan) decrece a medida que aumenta el impulso rápido. El estudio concluyó que para mantener una tensión pausada y controlada sobre el músculo es necesario que participe la mayor cantidad de fibras.

En resumen, cuando desaceleras tu sesión de ejercicios, reduces la intensidad del impulso o empuje rápido que normalmente, en el entrenamiento de fuerza convencional, te ayudaría a alzar las pesas. Al eliminar este impulso, te concentras en cada una de las fibras musculares y las pones a trabajar, hasta que todas ellas te ayudan a que realices el ejercicio. Logras la saturación muscular total con más rapidez de la que creías posible. ¿Y el resultado? Creas, tonificas y defines en tiempo récord los músculos magros de tu cuerpo, quemadores de grasa.

# CONTRACCIÓN ESTÁTICA

El otro componente clave de la Tensión Controlada™ es lo que se conoce como *contracción estática*. Yo me enteré de la existencia de la contracción estática gracias a mi buen amigo y mentor Tony Roberts. El escribió el prólogo a mi primer libro, *8 Minutos por la Mañana,*® y también a un libro titulado *Entrenamiento de contracción máxima: el programa científicamente probado para desarrollar masa muscular en un mínimo de tiempo.* Según Tony, "En un período de tiempo muy corto, en comparación con las sesiones de ejercicio convencionales, [con el entrenamiento de contracción estática] puedes mejorar la calidad de tu vida, lucir bien, sentirte bien... y hasta reducir tus niveles de estrés y la cantidad general de grasa corporal".

Entonces, ¿qué es exactamente la contracción estática? Bueno, en realidad tiene la misma meta que el levantamiento en cadencia lenta: lograr una saturación muscular total. Pero en vez de usar un movimiento lento, la contracción estática se basa en un control inmóvil que estimula las tres fibras musculares, lo que trae por consecuencia la saturación muscular total. Sabes, los músculos sólo hacen dos movimientos: contraerse y extenderse. De acuerdo al método de la contracción estática, cuando mantienes un peso considerable en el estado de contracción total del músculo durante un tiempo determinado (por lo general de 1 a 6 segundos), haces que participe el máximo de fibras musculares. Lo esencial es que realizas un ejercicio muy fuerte durante un corto período de tiempo y verás un desarrollo muscular muchísimo mayor que con el entrenamiento convencional.

Al igual que el levantamiento de pesas en cadencia lenta, la eficacia de la contracción estática está respaldada por numerosos estudios investigativos. Parte de la investigación original fue realizada por un doctor alemán que descubrió que las personas que se sometían a sus pruebas aumentaban su fuerza hasta un 5 por ciento cada semana. Otro estudio fue llevado a cabo por los autores de un libro titulado *Entrenamiento de contracción estática,* que produjo resultados fenomenales. A los voluntarios del estudio que habían estado entrenándose con pesas durante más de dos años se les sometió durante diez semanas a un programa de entrenamiento de contracción estática. ¡Se descubrió que la fuerza media de los participantes aumentó en un asombroso 51 por ciento! Además, los que aumentaron más su fuerza y masa muscular, ¡fueron los que menos ejercicios hicieron! Su promedio fue de sólo dos sesiones de entrenamiento por semana. Este estudio demostró que no sólo es beneficioso hacer ejercicios con menos frecuencia y con más intensidad, sino que también la contracción muscular máxima estimula a más fibras musculares que el entrenamiento convencional. ¿El resultado? Mucha más fuerza y masa muscular magra.

Bueno, habrás notado que el último estudio que mencioné involucraba a personas que ya habían estado haciendo ejercicios de entrenamiento de fuerza durante un tiempo. Estaban haciendo lo que yo llamaría contracción estática tradicional, la cual no es muy práctica para personas como nosotros, pues requiere un gimnasio para cada sesión de ejercicio, un compañero de entrenamiento y una dedicación a largo plazo. Y la verdad es que, a menos que seas un atleta profesional, puede resultar muy peligroso levantar el tipo de peso con el que esas personas se estaban entrenando. Sin embargo, la contracción estática es una técnica tan poderosa —debido a que fomenta la saturación muscular total— que tuvimos que hallar una manera de modificarla para las personas como tú y yo. Ahora, con mi método de Tensión Controlada™, casi cualquier persona puede beneficiarse de las poderosas y eficaces técnicas del levantamiento en candencia lenta y la contracción estática.

# ENTRENAMIENTO EN CIRCUITO

El entrenamiento en circuito es una ventaja adicional de la Secuencia de 12 Segundos™. Tú sabes que la Tensión Controlada™ combina el levantamiento en cadencia lenta con la contracción estática para poner a trabajar el mayor número de fibras musculares y desarrollar la mayor cantidad de músculo. Para aprovechar tu sesión de ejercicios *aun más,* he añadido un tercer componente a la Secuencia de 12 Segundos™ llamado entrenamiento en circuito, en el cual una serie de ejercicios se sitúan en orden consecutivo, y la persona va de un ejercicio a otro sin descansar entre cada uno de ellos. El entrenamiento en circuito es un componente esencial de la Secuencia de 12 Segundos™, ya que asegura que trabajarás todo tu cuerpo en esas dos sesiones semanales de 20 minutos. Además, añade a tu rutina una vital dimensión *cardiovascular* que hace que tu ritmo cardíaco aumente y te ayuda a quemar más calorías.

Una enorme cantidad de evidencia respalda el valor de añadir el entrenamiento en circuito

## Ejercicios cardiovasculares matinales

Una manera de acelerar tus resultados con la Secuencia de 12 Segundos™ es añadir entrenamiento cardiovascular a tu rutina. Quizás pienses, "¡Pero, Jorge, yo creía que el entrenamiento cardiovascular formaba parte del programa de la Secuencia de 12 Segundos™!" Tienes razón, el entrenamiento cardiovascular es parte integral del programa mediante el elemento de entrenamiento en circuito del programa. Sin embargo, añadirle un entrenamiento cardiovascular adicional por separado, sobre todo a primera hora de la mañana con el estómago vacío, de verdad te ayudará a quemar rápidamente esas libras que no deseas tener. Yo lo considero un elemento cardiovascular *extra* debido a que no tienes que hacerlo para obtener beneficios. Sin embargo, te ayudará a acelerar tus resultados y hará que tu cuerpo esté en forma como nunca antes, con más rapidez. Es como un crédito escolar adicional: ¡el ejercicio cardiovascular matinal en ayunas te dará un cuerpo A+!

Todo lo que tienes que hacer es caminar con paso rápido durante 20 minutos cada mañana con el estómago vacío. Este plan cardiovascular adicional te ayudará a quemar de 150 a 200 calorías más todos los días. Digamos que caminas seis veces por semana antes del desayuno. Eso suma hasta *1.200 calorías más a la semana* que podrías quemar. Lo que significa que saldrás de esas libras que no deseas y estrenarás tu esbelto cuerpo nuevo *aun más rápidamente*.

Varios estudios investigativos confirman la idea de que el ejercicio cardiovascular matinal con el estómago vacío es increíblemente eficaz. Un estudio investigativo realizado en la Universidad Estatal de Kansas comparó la cantidad de calorías que se queman cuando se hace ejercicio antes y cuando se hace una hora después de comer. Descubrieron que la cantidad real de calorías quemadas no difería mucho en ambos casos, pero que las personas que se ejercitaban antes de comer llegaban a quemar "**muchas** más grasas" que las personas que habían esperado hasta después de comer. La clave es caminar antes de comer.

Otro estudio llevado a cabo en la Universidad de California en Berkeley, confirmó esto al hallar que la pérdida de grasa aumentaba *sólo* cuando los participantes en el estudio "hacía ejercicios en ayunas". Tu cuerpo ayuna por la noche cuando duermes, y tu metabolismo reduce la velocidad de manera natural debido a que no necesitas tanta energía mientras duermes. Por eso cuando haces esa caminata enérgica a primera hora de la mañana, estimulas tu metabolismo desde el comienzo de día.

En esencia, una caminata rápida cuando comiences tu día hará que quemes más grasas y que consigas tu meta más rápidamente que si sólo haces los ejercicios de entrenamiento de fuerza.

a tu sistema de ejercicios. Un estudio, publicado en *El médico y la medicina deportiva,* halló que el entrenamiento en circuito aumentaba la fuerza muscular hasta un 32 por ciento y reducía la grasa corporal hasta casi un 3 por ciento en el grupo de voluntarios que participó. Otro estudio, publicado en la *Revista escandinava de medicina y ciencia del deporte,* sometió a doce hombres a un entrenamiento en circuito con pesas durante diez semanas. Se halló que el entrenamiento en circuito con pesas mejoró la fuerza muscular de todos los participantes y aumentó su masa muscular más que el entrenamiento convencional con pesas.

Por si esto fuera poco, un estudio publicado en la *Revista de investigación de fuerza y condicionamiento* descubrió que el entrenamiento de fuerza en circuito mejoraba la salud cardiovascular. Los investigadores evaluaron la fuerza básica y la aptitud cardiovascular de voluntarios, a los que sometieron a ejercicios de entrenamiento de fuerza dentro de un circuito. Llegaron a la conclusión de que el estrés que ejerce sobre el cuerpo el entrenamiento de fuerza dentro de un circuito era "lo suficientemente considerable para estimular una respuesta de entrenamiento cardiovascular". Esto significa que ejercitar tus músculos en circuito no sólo aumenta tu fuerza y tu masa muscular: también mejora la salud de tu corazón y tus pulmones.

Y finalmente, hay un estudio que es el que más me gusta. Investigadores universitarios de Corea descubrieron que el entrenamiento aeróbico combinado con el entrenamiento de resistencia —entrenamiento en circuito— reducía más la grasa, sobre todo la *grasa del abdomen,* que el entrenamiento aeróbico por sí solo. Los investigadores dividieron a treinta mujeres obesas, entre los cuarenta y cincuenta años de edad, en tres grupos. Un grupo realizó solamente ejercicios cardiovasculares, otro grupo hizo entrenamiento de resistencia combinado con ejercicios cardiovasculares, y el tercer grupo no hizo ningún tipo de ejercicio. Al final de veinticuatro semanas, los investigadores hallaron que el grupo de control aumentó su porcentaje de grasa corporal. El grupo que sólo hizo aeróbicos redujo su grasa corporal, pero no aumentó su masa corporal magra. El grupo que hizo ejercicios combinados aumentó notablemente su masa corporal magra y redujo su porcentaje de grasa corporal. **En realidad, ¡el grupo que hizo ejercicios combinados perdió dos veces y media más grasa del abdomen que el grupo que sólo hizo aeróbicos!** Los investigadores llegaron a la conclusión de que el entrenamiento en circuito puede reducir la grasa del abdomen con más eficacia que la actividad aeróbica por sí sola.

# ¿CÓMO SE HACE LA SECUENCIA DE 12 SEGUNDOS™?

Permíteme ahora darte un resumen sencillo de cómo funciona el programa. El capítulo 6 te ofrecerá todos los detalles que necesitas para comenzar, pero en este momento quiero que te familiarices con lo que es el programa y, brevemente, cómo llevarlo a cabo.

Cada sesión de ejercicios se divide en tres circuitos con cuatro ejercicios en cada circuito. Tú harás cuatro repeticiones de cada ejercicio. Cada ejercicio comienza levantando o bajando lentamente el peso o resistencia, controlando el movimiento con un conteo de 10 segundos (el componente de levantamiento lento) hasta que llegues a lo que yo llamo el *punto máximo de tensión* (PMT). El punto máximo de tensión es la posición clave del ejercicio en la cual la gravedad y la naturaleza misma del ejercicio le aportan al músculo el mayor beneficio. En este punto estratégico, el peso o resistencia se concentra y se reduce a un conteo estricto de 2 segundos completos (el componente de contracción estática). *Es aquí donde la Secuencia de 12 Segundos™ adquirió su nombre; los 10 segundos del movimiento controlado MÁS un control estático de 2 segundos equivale a 12 segundos del entrenamiento de levantamiento de pesas más intensivo que jamás hayas realizado.* Entonces, a un conteo de diez, regresas lentamente a la posición inicial y, sin hacer pausa, comienzas la próxima repetición. Cuando hayas acabado el primer grupo de ejercicios, sigue lentamente hacia el próximo movimiento, sin descansar entre los ejercicios.

**Cada circuito de la Secuencia de 12 Segundos™ ha sido cuidadosamente diseñado para que ponga a trabajar todo tu cuerpo en dos sesiones de ejercicios de 20 minutos por semana.** El primer día ejercitarás tus músculos primarios: piernas, espalda, pecho y abdominales. El segundo día ejercitarás tus músculos secundarios: hombros, bíceps, tríceps y abdominales. Notarás que trabajamos los músculos abdominales ambos días, y eso tiene una razón específica. Los abdominales constituyen un grupo muscular con más capacidad de recuperación que otros, lo que significa que se demoran menos tiempo que los bíceps y los cuádriceps en sanar. Aprovechamos la habilidad natural de los músculos abdominales de recuperarse rápidamente para desarrollar músculo de la manera más eficaz posible.

### PROGRAMA DE ENTRENAMIENTO

| L | M | M | J | V | S | D |
|---|---|---|---|---|---|---|
| **Músculos primarios:** piernas, espalda, pecho y abdominales | | | **Músculos secundarios:** hombros, bíceps, tríceps y abdominales | | | |

Hay varias formas de organizar tus sesiones de ejercicio. En la sección de recursos hay una hoja especial en la que puedes llevar el registro de tu semana de ejercicios. Este registro será útil en ayudarte a hacer todos tus ejercicios y en recordarte del compromiso que has hecho contigo mismo. Cuando revises todas las sesiones que has realizado, te sentirás orgulloso y motivado a seguir hasta el final. Además hay un registro especial que puedes bajar de 12second.com con el cual podrás llevar la cuenta de tus comidas y tus sesiones de ejercicio. Incluye consejos buenos sobre las grasas, las proteínas y los carbohidratos ideales, al igual que una guía de calorías. No importa el método que escojas para observar tu progreso; lo que importa es que escojas uno que te funcione. De esta forma, ¡alcanzarás el éxito!

*¡Eso es todo!* Ésa es la Secuencia de 12 Segundos™. Si bien parece sencilla, es intensa. Estos ejercicios forzarán tus músculos mucho más que nunca antes, pero lo harán de una forma segura y más eficaz que cualquier otro entrenamiento. Cuando realices la Secuencia de 12 Segundos™, notarás de inmediato que este tipo de entrenamiento es diferente de cualquier otro que hayas probado anteriormente. La primera semana, incluso el primer día, notarás que tus músculos se sentirán más cansados de lo que se han sentido con cualquier otro programa de ejercicios. Tu cuerpo se tonificará más, se pondrá más firme y adquirirá mucha más forma. Tu ropa te quedará mejor y todos notarán que te ves mucho mejor. Además, pronto te sentirás mucho más fuerte, más en forma y con mejor salud que nunca.

Es esencial que te comprometas AHORA MISMO con mi Desafío de 8 Semanas y comiences a crear el cuerpo que siempre has deseado. Recuerda, ¡en sólo las primeras dos semanas verás que tu cintura se reduce de manera espectacular! El capítulo 6 te dará más detalles sobre esto. Quiero que te comprometas con este desafío y veas cómo tu cuerpo ideal surge en menos tiempo del que creías posible. Recuerda, cuando te comprometas con la Secuencia de 12 Segundos™, desarrollarás músculo magro que quemará la mayor cantidad de calorías en reposo.

¡Vamos a comenzar!

(MUESTRA) **REGISTRO DE EJERCICIOS** | SEMANA __1__ DE 8

## Sesión de ejercicios primarios

FECHA 1/7    DÍA 1 DE 56    Comienzo 7:00   Terminación 7:20
TIEMPO TOTAL 20 minutos

Selecciona las pesas de manera que al final de la cuarta repetición de cada ejercicio sientas un nivel de intensidad de 8.

| Grupo de músculos | Ejercicio | Peso usado | Nivel de intensidad |
|---|---|---|---|
| **CIRCUITO 1** | | | |
| PIERNAS | sentadilla de principiante | N/A | 6 |
| ESPALDA | extensión con bola suiza | 5 | 8 |
| PECHO | pres con bola suiza | 10 | 8 |
| ABDOMINALES | contracción abdominal | N/A | 8 |

En este momento deberían haber pasado ya alrededor de 6 minutos en tu sesión de ejercicios.

| **CIRCUITO 2** | | | |
| PIERNAS | sentadilla con bola suiza | N/A | 7 |
| ESPALDA | remo inclinado al frente | 10 | 8 |
| PECHO | plancha sobre las rodillas | N/A | 8 |
| ABDOMINALES | contracción en silla | N/A | 8 |

En este momento deberían haber pasado ya alrededor de 14 minutos en tu sesión de ejercicios, incluidos 2 minutos de tiempo de transición.

| **CIRCUITO 3** | | | |
| PIERNAS | sentadilla con plié | 5 | 6 |
| ESPALDA | hiperextensión | N/A | 8 |
| PECHO | vuelo horizontal | 5 | 8 |
| ABDOMINALES | giro con barra | N/A | 8 |

En este momento deberían haber pasado ya 20 minutos en tu sesión de ejercicios. ¡Felicidades! ¡LO LOGRASTE!

## VENTAJA CARDÍACA ADICIONAL   CAMINATA MATINAL DE 26 MINUTOS ●

Después de mi sesión de ejercicios me siento _lleno de energía_
(por ejemplo, confiado, fuerte, etc.)

## Sesión de Ejercicios Secundarios

FECHA 1/10    DÍA 4 DE 56

Comienzo 7:30   Terminación 7:50

TIEMPO TOTAL 20 minutos

Selecciona las pesas de manera que al final de la cuarta repetición de cada ejercicio sientas un nivel de intensidad de 8.

| | Grupo de músculos | Ejercicio | Peso usado | Nivel de intensidad |
|---|---|---|---|---|
| **CIRCUITO 1** | HOMBROS | pres de hombros | 10 | 8 |
| | BÍCEPS | flexión de brazos | 10 | 8 |
| | TRÍCEPS | fondo en la silla | N/A | 8 |
| | ABDOMINALES | extensión/dedos pies | N/A | 7 |

En este momento deberían haber pasado ya alrededor de 6 minutos en tu sesión de ejercicios.

| | Grupo de músculos | Ejercicio | Peso usado | Nivel de intensidad |
|---|---|---|---|---|
| **CIRCUITO 2** | HOMBROS | elevación lateral | 10 | 8 |
| | BÍCEPS | flexión con bola suiza | 10 | 8 |
| | TRÍCEPS | pres francés | 5 | 7 |
| | ABDOMINALES | contracción/bola suiza | N/A | 8 |

En este momento deberían haber pasado ya alrededor de 14 minutos en tu sesión de ejercicios, incluidos 2 minutos de tiempo de transición.

| | Grupo de músculos | Ejercicio | Peso usado | Nivel de intensidad |
|---|---|---|---|---|
| **CIRCUITO 3** | HOMBROS | deltoides hacia atrás | 5 | 7 |
| | BÍCEPS | flexión con bola suiza | 10 | 8 |
| | TRÍCEPS | extensión tríceps, atrás | 10 | 8 |
| | ABDOMINALES | rotación oblicua | N/A | 8 |

En este momento deberían haber pasado ya 20 minutos en tu sesión de ejercicios. ¡Felicidades! ¡LO LOGRASTE!

## VENTAJA CARDÍACA ADICIONAL CAMINATA MATINAL DE 26 MINUTOS ●

Después de mi sesión de ejercicios me siento <u>motivado</u>

(por ejemplo, confiado, fuerte, etc.)

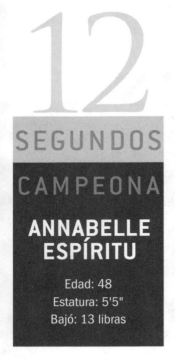

# 12
## SEGUNDOS
## CAMPEONA

## ANNABELLE ESPÍRITU

Edad: 48
Estatura: 5'5"
Bajó: 13 libras

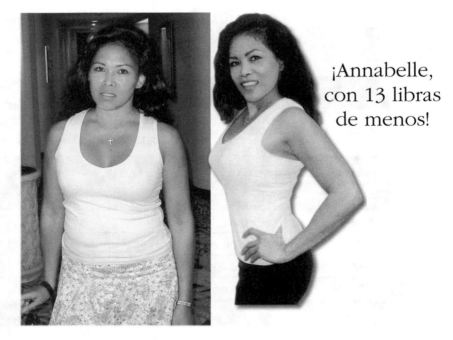

¡Annabelle, con 13 libras de menos!

"Hacer ejercicios nunca me ha resultado tan divertido como con la Secuencia de 12 Segundos™. Se acabó el proceso de averiguar qué máquinas debía usar y qué ejercicios hacer, pues todo lo que tengo que hacer es seguir el circuito. He dedicado muy poco tiempo a esto y he visto resultados fantásticos en un período muy corto de tiempo. ¡Hasta puedo usar de nuevo mis vaqueros apretados!

"Los demás también notan los cambios asombrosos de mi cuerpo. Tengo cuarenta y ocho años y quiero tener de nuevo mi cuerpo de modelo —¡ya casi lo he logrado! He notado que mi trasero se ha estado reduciendo; mis piernas están volviendo a tener aquellas curvas que tenían antes, y mis brazos están adquiriendo más definición y haciéndose más sensuales. Y no olvidemos la parte del estómago: se está achicando y está evidentemente más plano. Estoy adicta a la Secuencia de 12 Segundos™ para toda la vida."

## LOS SECRETOS DE ANNABELLE PARA EL ÉXITO

· Come muchos vegetales.
· Disfruta de un desayuno saludable todos los días (¡a mí me gusta comer una ensalada!).
· Cree que tú vales el esfuerzo.

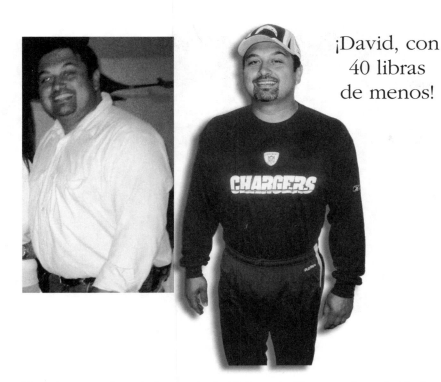

¡David, con 40 libras de menos!

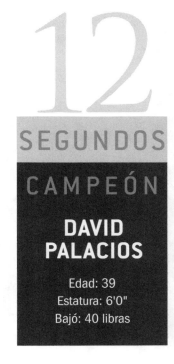

## 12 SEGUNDOS CAMPEÓN

### DAVID PALACIOS

Edad: 39
Estatura: 6'0"
Bajó: 40 libras

"Cuando comencé con la Secuencia de 12 Segundos™, me movía con lentitud y siempre tenía la presión alta. Me preguntaban constantemente, '¿Por qué respiras con tanta dificultad?' No podía seguirle el ritmo a mi hijito de dos años, que siempre quería jugar. Acepté el desafío por él y por mi bebita: quería sentirme bien para mí mismo y para toda mi familia.

"He perdido 40 libras en sólo ocho semanas. ¡Noto que ahora me muevo con ligereza! Ya no me quedo sin aliento después de jugar con mi hijo durante sólo cinco minutos. Me encantan los cumplidos y me siento mucho más seguro y atractivo. Es más, desarrollé una excelente definición muscular y perdí tanta grasa del estómago, ¡que tuve que comprarme pantalones nuevos!"

## LOS SECRETOS DE DAVID PARA EL ÉXITO

· Haz tus ejercicios con intensidad.
· Come primero muchas verduras y ensaladas, y luego la carne y las papas.
· Quiérete lo bastante como para lograr un cambio.

# COMER BIEN

## 4

Usar el plan de alimentación de Jorge me ayudó a controlar mi alimentación ¡y bajé más de 150 libras! Me permitió convertirme en una participante activa en mi propia vida, en vez de sólo una espectadora. **¡Ahora siento músculos abdominales donde no había tenido nada durante más de quince años!**

—MELODIE RICHARDSON, *Campeona de los 12 Segundos, bajó 161 libras (en combinación con la Dieta de las 3 Horas™)*

uchos clientes míos creen que si hacen ejercicios no tienen que preocuparse de lo que comen. Pero lo que comes sí importa. Es *esencial* para tu éxito. Imagínate que vas a hornear una torta. ¿Qué necesitas para hacer una deliciosa torta? Dos cosas fundamentales: una buena receta y los ingredientes, como huevos y harina. ¿No es cierto? Bueno, cuando se trata de desarrollar tejido muscular magro, sucede lo mismo. Imagínate que la Secuencia de 12 Segundos™ es una buena receta y considera tu dieta como los ingredientes que prácticamente fabricarán tu nuevo cuerpo.

Saber comer bien garantizará que reduzcas tu cintura y que logres la mejor figura que has tenido en tu vida. En este capítulo he conformado un plan que es fácil de seguir. Es un plan basado en mi método de la Dieta de 3 las Horas™ de comer cada tres horas. Sin embargo, en este nuevo plan consumirás proteínas adicionales para asegurar que podrás desarrollar nuevo tejido muscular. Esto significa que tu dieta estará constituida por un 40 por ciento de proteínas, 40 por ciento de carbohidratos y 20 por ciento de grasa. No tienes que hacer ningún cálculo matemático. En este libro yo he hecho ese trabajo por ti. Sigue este plan de alimentación y te garantizo que obtendrás resultados en cada una de las sesiones de ejercicios de tu Secuencia de 12 Segundos™. Esto asegurará que te veas lo mejor posible en la menor cantidad de tiempo.

## DÍA DE MUESTRA

| Desayuno 7 a.m. | Merienda 10 a.m. | Almuerzo 1 p.m. | Merienda 4 p.m. | Cena 7 p.m. | Merienda antes de acostarse 10 p.m. |
|---|---|---|---|---|---|
| 3 huevos enteros revueltos; 2 tajadas de pavo de 1 onza (si pesas más de 150 libras); ⅛ de aguacate; 1 tortilla integral entera; y 1 manzana | Un batido de proteína de suero* | 3 a 5 onzas de pollo magro, ½ taza de arroz integral y una ensalada verde con 1 cucharadita de aceite de linaza | Un batido de proteína de suero | 3 a 5 onzas de bistec a la parrilla, una porción doble de brócoli al vapor, más una ensalada verde con 1 cucharadita de aceite de linaza | Un batido de proteína de suero |

* Ve la sección de Proteínas para leer sobre las porciones recomendadas de proteína basadas en tu peso.

# EL PRIMER SECRETO: UN HORARIO DE COMIDAS

Con mi plan de alimentación, desayunarás en la primera hora después de despertarte, y tres horas después comerás tu primera merienda. Tres horas después de eso, almorzarás. Tres horas después del almuerzo, comerás tu merienda de la tarde, seguida de la cena —lo adivinaste— tres horas más tarde. Antes de irte a la cama, comerás tu última merienda. Cada comida va de aproximadamente 400 a 600 calorías, de acuerdo a tu peso, y cada merienda tiene aproximadamente 100 calorías. Pero no vas a tener que contar calorías. Repito, ya yo he hecho ese trabajo por ti.

¿Por qué comer cada tres horas influye tanto en ayudar a restaurar tu tejido muscular magro? Bueno, yo escribí una serie entera de libros sobre esa idea, la cual mencioné en el capítulo 1, llamada *La Dieta de las 3 Horas*™. En pocas palabras, ella te ayudará a hacer tres cosas *esenciales:* reducir tus niveles de cortisona, una hormona que contribuye a aumentar la panza; mantener tu metabolismo elevado para que puedas quemar grasa; y ayudar a controlar tu apetito, de manera que no comas en exceso y ahogues tus músculos en grasa. Éste es un secreto tan fundamental que te prometo que tu éxito aumentará espectacularmente. Para más detalles, puedes visitar nuestro sitio web: 3HourDiet.com.

# EL SEGUNDO SECRETO: INGREDIENTES QUE CREAN MÚSCULO

Entonces, ¿qué comes cada tres horas? No se ha eliminado ningún grupo alimenticio. Yo no creo en la privación, porque eso sólo conduce a antojos y a atracones. Por supuesto que ingerirás proteínas, pero también comerás carbohidratos y grasas. *El secreto es comer estos alimentos en las porciones adecuadas de manera que consigas una proporción de 40/40/20 al final del día.*

Repito, esto significa que un 40 por ciento de tus calorías debería provenir de proteínas, un 40 por ciento de carbohidratos y un 20 por ciento de grasas. Éstas son las cantidades ideales de macronutrientes que se necesitan para garantizar que puedas lograr que tu cuerpo se vea mejor que nunca en el menor tiempo posible. Si tienes problemas de salud o requisitos específicos de nutrición, no dejes de consultar con tu médico antes de iniciar este programa.

Déjame explicarte brevemente lo que son estos nutrientes y por qué son tan esenciales para que tengas éxito con este programa.

## Proteínas

La palabra *proteína* viene de la palabra griega *prota,* que significa "de primordial importancia". Las proteínas son el principal componente formativo de todos los tejidos de tu cuerpo, sobre todo de los tejidos magros de tus músculos. Las proteínas están compuestas de cadenas de moléculas llamadas aminoácidos. ¿Qué sucede si no obtenemos suficientes de estos aminoácidos? En vez de buscar las sustancias nutritivas en lo que comemos, nuestras células las buscan en los tejidos magros de nuestros músculos, y los devoran para reparar otros tejidos del cuerpo. Debemos evitar esto, y el secreto para ello es consumir a diario la suficiente cantidad de proteínas.

Para el plan de alimentación de la Secuencia de 12 Segundos™, deberás seleccionar proteínas bajas en grasa y de alta calidad siempre que puedas. Mis preferidas son la carne de pollo y de pavo blanca (la pechuga, no el muslo), carne de res magra, lomo de cerdo, todo tipo de pescado de agua fría y huevos. (Comparados con las proteínas con alto contenido graso, como la carne de res, el pescado y el huevo tienen relativamente poca grasa. El pescado contiene mucha grasa "de la buena", pero algunos huevos sí contienen grasa saturada. Sin embargo, los beneficios que ofrecen sus proteínas de alta calidad superan las desventajas de sus grasas.) También puedes incluir productos lácteos de poca grasa, como la leche con 1 por ciento de grasa o la leche descremada (*skim milk*), el queso *cottage* y el yogur. Seleccionar fuentes de proteína sin grasa te ayudará a mantener un nivel bajo de calorías, y así podrás alcanzar, en un mínimo de tiempo, tu mejor figura. El tamaño de las porciones también es importante. **Si pesas menos de 150 libras, come 3 onzas de proteína en cada comida; y si pesas más de 150 libras, come 5 onzas de proteína.**

Además de consumir proteínas con tus tres comidas principales, quiero que entre las comidas consumas meriendas en forma de batidos de **proteína de suero.** La proteína de suero es una rica fuente de proteína de alta calidad que está llena de elementos nutritivos y aminoácidos esenciales. *Por eso es que la proteína de suero tiene un valor biológico (BV, por las siglas en inglés) mayor que cualquier otra fuente de proteínas.* Significa que tu cuerpo la absorberá con más facilidad que otras fuentes de proteína. Como tu cuerpo puede digerir el suero con tal facilidad, tus músculos pueden usarlo inmediatamente para reparar y crear tejido nuevo. Debido a eso, obtendrás el mayor beneficio nutritivo para crear el cuerpo esbelto que buscas.

Hay algo más que debes saber acerca de la proteína de suero. Ésta viene en tres formas diferentes: concentrada, aislada e hidrolizada. La proteína concentrada de suero contiene aproximadamente de 29 a 89 por ciento de proteína pura, y tiene algunas grasas y carbohidratos. La proteína aislada de suero contiene alrededor de 90 a 95 por ciento de proteína pura, y ha sido procesada para quitarle la lactosa y la grasa. La proteína hidrolizada de suero es proteína aislada que ha sido predigerida, lo que significa que la proteína ha sido descompuesta en secciones más pequeñas para que el cuerpo pueda absorberla con más facilidad. Busca la proteína más aislada, lo que garantiza que obtendrás la proteína de mejor calidad del mercado.

| FUENTE DE PROTEÍNA | BV |
| --- | --- |
| Proteína de suero (aislada) | 100–159 |
| Huevos enteros | 88–100 |
| Leche de vaca | 91 |
| Clara de huevo (albúmina) | 88 |
| Caseína | 80 |
| Proteína de soja | 74 |
| Proteína de carne de res | 80 |
| Gluten de trigo | 54 |

FUENTES
*Evaluación de calidad de las proteínas,* Informe a la Consulta Conjunta de FAO/OMS y *Manual de referencia para los productos de suero estadounidenses,* 2da. edición, Consejo Estadounidense de Exportaciones Lácteas.

Además de ayudarte a desarrollar músculos libres de grasa, la proteína de suero tiene muchísimos beneficios de salud. Puede ayudarte a reducir el riesgo de padecer de enfermedades que pueden prevenirse, como los problemas cardiovasculares. Se ha descubierto que ayuda a evitar o a reducir la presión alta y los niveles elevados de colesterol, los cuales están entre las causas principales de enfermedades cardíacas y apoplejías. La proteína de suero también se ha relacionado a tasas más bajas de ciertos tipos de cáncer. Los niveles elevados de cisteína que se encuentran en la proteína de suero han sido asociados con una reducción del riesgo de padecer cáncer mamario o de la próstata. La proteína de suero también contiene altos niveles de inmunoglobulina, alfalactalbúmina y betalactalbúmina, todos los cuales refuerzan el sistema inmunológico. ¡Una razón más para asegurarte de beber tus batidos de proteína de suero!

Puede que te preguntes ahora qué clase de proteína de suero debes buscar. Durante años he buscado una que sepa bien y que sea fácil de usar —y no siempre ha sido fácil encontrar una que tenga la combinación adecuada. Por eso es que estoy tan entusiasmado al contarte acerca de una nueva proteína de suero que he ayudado a crear. Me he unido a una moderna compañía llamada LifeScript© para facilitarte esa tarea. Hemos creado los Jorge's Packs™ —paquetes de proteína de suero en polvo que sólo pueden obtenerse en línea en jorgespacks.com y que se envían a tu propia casa. Son muy sabrosos y vienen en tres sabores diferentes: chocolate, vainilla y fresa. También hemos creado paquetes de vitaminas que pueden tomarse juntas y que están adaptadas a los requisitos del consumidor, con todo lo demás que necesitas para un día —incluyen una multivitamina diaria y cualesquiera otros suplementos esenciales que puedas necesitar para tus requisitos personales de nutrición.

## Carbohidratos

Los carbohidratos también son muy importantes en este plan de alimentación. El truco consiste en saber qué carbohidratos comer y cuándo. Para el desayuno y el almuerzo tu meta debe ser concentrarte en comer carbohidratos integrales y minimizar los carbohidratos refinados o simples. Los carbohidratos integrales son los que más te convienen, ya que contienen grandes cantidades de *fibra*. La fibra te beneficia, ya que te ayuda a sentirte lleno durante más tiempo, y así no comerás tanto a lo largo del día. Además, como no puedes digerirla, la fibra limpia o "barre" tu sistema digestivo ("la escoba de la naturaleza") y permite que todo se mueva sin complicaciones. La fibra te mantiene regular, con buena salud digestiva, y ayuda a reducir el riesgo de tener cáncer.

Puedes encontrar buenos carbohidratos en alimentos como las frutas, las verduras y los granos integrales. Buenas fuentes de granos integrales son el pan integral, el arroz integral y los productos hechos con harina de trigo integral. En el desayuno y almuerzo, intenta comer media taza de carbohidratos feculentos o una rebanada de pan. Las frutas y las verduras son fuentes excelentes de carbohidratos ricos en vitaminas y minerales. Por lo menos la mitad de tu plato

(2 tazas) en el desayuno y el almuerzo debe llenarse con este tipo de carbohidratos que no contienen almidón o fécula.

Mi última nota sobre los carbohidratos es que con este plan *dejarás de comer carbohidratos feculosos después de la merienda de la tarde.* Para el desayuno y el almuerzo, comerás carbohidratos feculosos como tostada, arroz integral, papas o pasta. Sin embargo, come solamente verduras no feculosas en la cena, como ensaladas verdes, espinacas, habichuelas o calabacín. ¡Papas, no! Esto es importante, ya que a medida que vas reduciendo tu actividad en la noche, no tendrás necesidad de la gran cantidad de energía que brindan los carbohidratos. Lo más probable es que sean almacenados en forma de grasa, y debemos evitar eso. Come dos porciones de brócoli con la cena o añade una ensalada verde grande. O prueba mi receta de puré de coliflor en la página 212. Nunca más extrañarás a los carbohidratos.

## Grasa

A muchas personas la palabra "grasa" les da terror. Pero se equivocan. La grasa puede ser tu amiga. Sabes, ciertas grasas esenciales son fundamentales para ayudar al cuerpo a crear tejido muscular. Los ácidos grasos esenciales (EFA, del inglés *essential fatty acids*) llamados *grasas omega* ayudan en gran medida a que el cuerpo cree tejidos, sobre todo tejido muscular, aunque también pelo, piel y uñas. Hasta pueden contribuir a mantener sanas tus articulaciones. Si te concentras en incluir esas grasas en tu dieta, no se acumularán con facilidad en tu cuerpo en forma de grasa, y esto ayudará a garantizar que tu cuerpo tenga lo que necesita para formar los mejores músculos que hayas tenido en toda tu vida.

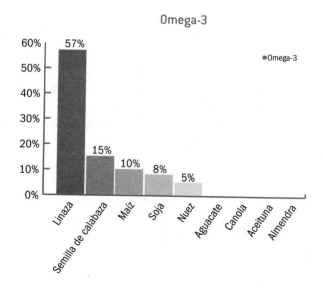

Hay tres grasas omega: omega-3, omega-6 y omega-9. ¿Cuál es la mejor? Tu meta es seleccionar los alimentos que contengan *más omega-3.* ¿Por qué? Pues porque omega-3 es la grasa menos saturada, es decir, la más maleable y menos sólida. Esto significa que la grasa omega-3 es la que más conviene al cuerpo para mantener todo con buena salud, desde las células sanas hasta la función cerebral, y para ayudarte a restaurar —por supuesto— el tejido muscular magro. De hecho, tu cuerpo usa las grasas omega-3 para tantas funciones diferentes que después no quedan muchas que acumular en tu cuerpo. ¡Es como una grasa sin grasa! ¿No es asombroso?

¿Cuál omega-3 prefiero yo? *El aceite de linaza.* Es realmente la mejor opción, ya que es la *fuente más rica* en grasas del tipo omega-3. Ese aceite se produce mediante el prensado en frío de las semillas de lino (también conocidas como linaza) para extraerles el aceite. Puedes usar la

## Evita la trampa de la grasa

Para evitar grasas que no son saludables, tienes que entender en qué tipos de alimentos se esconden. He aquí algunos ejemplos de dos tipos específicos de grasas malas.

**Grasas saturadas.** Éstas se encuentran en grandes cantidades en productos derivados de animales, como la carne de res, la leche, el queso, los fiambres, la mantequilla y el tocino. Puedes evitar estas grasas, y seguir comiendo productos derivados de animales, si:

- Eliges opciones bajas en grasa, como carne de pollo y pavo blanca sin el pellejo, y productos lácteos de poca grasa. Inclusive con la carne roja, busca las alternativas que tienen menos grasa (solomillo o *sirloin* molido, bistec de solomillo, fiambres con poca grasa, tocino y jamón con poca grasa). También te recomiendo que pruebes la carne de soja: es muy sabrosa y mucho más baja en grasa.
- Vigila el tamaño de tu porción. Limítate a una porción de 3 a 5 onzas de carne por comida (3 onzas si pesas menos de 150 libras; 5 onzas si pesas más de 150 libras), aproximadamente del tamaño de uno o dos mazos de barajas.

**Transgrasas.** Llamadas también grasas parcialmente hidrogenadas, las transgrasas constituyen el peor tipo de grasa que puedes comer. Las transgrasas tupen tus arterias, reducen tu colesterol bueno y aumentan tu colesterol dañino. Trata de evitarlas lo más posible. Estas grasas pueden hallarse en casi todas las comidas procesadas. Entre los alimentos que contienen estas transgrasas dañinas están: panecillos, galletitas, bizcochos, tortas, bolillos de canela, papitas fritas, galletas, rosquillas, bollos de pan dulce, las masas para pastel, muchas variedades de palomitas de maíz y manteca vegetal.

forma líquida directamente en tus comidas, y aquí es donde comienza el sabor y la diversión. Considéralo como un condimento excelente que resalta el sabor de los alimentos y que puedes usar en tus comidas. Yo lo como con mi tostada del desayuno, y lo echo por encima de mi ensalada en el almuerzo (busca mi receta de aliño para ensalada en la página 214), y en la cena echo un chorrito en mis verduras al vapor. El aceite de linaza líquido puede encontrarse en todas las tiendas de productos saludables. Y quienes viajan o no les importa saborear el aceite de linaza, también pueden comprarlo en cápsula. Busca en la sección de recursos para hallar mi fuente favorita de aceite de linaza.

## Agua

El agua es la sustancia nutritiva especial de la que necesitas sacar provecho todos los días. Es la bebida absolutamente indispensable cuando estás tratando de desarrollar músculo y quemar grasa. Es refrescante, te llena y no tiene calorías. Cuando no bebes suficiente agua, te sientes aletargado, cansado, y tus músculos se tensan y tienen menos actividad metabólica. ¡De hecho, la deshidratación reduce el ritmo del proceso restaurador de tus músculos después de hacer ejercicios! Quizás hasta sientas hambre —el cuerpo a veces malinterpreta como hambre la señal de sed— y comes en exceso. Es absolutamente esencial que te asegures de beber suficiente agua.

Te sugiero que bebas todos los días la cantidad de agua (en onzas) equivalente a por lo menos la mitad del peso de tu cuerpo (en libras). Eso significa que si pesas 170 libras, deberías beber 85 onzas o alrededor de diez vasos y medio de 8 onzas de agua todos los días. Parece mucho, pero en realidad no es tan difícil. **El secreto consiste en beber esa agua a lo largo del día y *hacer que sepa bien.***

Si no te gusta beber agua, trata de mezclarla con un poco de algo que tenga sabor. A mí me gusta el agua Propel® Fitness Water, que viene con sabores deliciosos (mi favorito es limonada). Es baja en calorías y es una buena fuente de vitamina C y B.

## Sabrosas recetas

En la última parte de este libro hallarás algunas de las mejores recetas de mi Secuencia de 12 Segundos™ que te pueden servir para una semana entera, y que puedes preparar rápida y fácilmente para que comas al estilo de 40/40/20.

## Cocina casera rápida y comidas fuera de casa

En este plan, es fácil comer adecuadamente, ya sea que tú mismo cocines lo que comes, o que comas fuera de casa. He aquí cómo se hace. Recuerda, si pesas menos de 150 libras, come 3 onzas de proteína en cada comida; si pesas más de 150 libras, come 5 onzas de proteína. En el desayuno, a mí me gusta comer tres huevos revueltos con dos tajadas de 1 onza de pavo y ⅛ de un aguacate en una tortilla de trigo integral, y luego, una manzana como postre. ¡Qué sabroso! Eso es lo que yo hago todas las mañanas. En el almuerzo, puedes comer de 3 a 5 onzas de proteína sin grasa, como una pechuga de pollo o pavo, media taza de carbohidrato feculoso de trigo integral, como arroz integral, y una ensalada verde grande con una cucharadita de mi Vinagreta de Limón y Linazo. Sólo en la cena *reemplazarás los carbohidratos feculosos, como el pan o el arroz, con carbohidratos no feculosos, como verduras al vapor.* Por ejemplo, podrías comer de 3 a 5 onzas de un bistec de carne de res a la parrilla, una porción doble de brócoli al vapor, y una ensalada con una cucharadita de vinagreta. Recuerda que las verduras son también carbohidratos, pero tienen tanta fibra y agua, y tan pocas calorías, que tu cuerpo no las acumula en forma de grasa. Recuerda estas orientaciones cuando salgas a comer fuera, no importa si comes comida mexicana, china o italiana, de modo que te asegures de que, donde quiera que vayas, no te salgas del plan.

# DÍA LIBRE

Sé que la idea de comprometerse con un plan específico de alimentación durante ocho semanas pone nerviosos a algunos de ustedes: ¿Cómo es posible pasar ocho semanas sin tu helado o pizza favoritos? Pues bien, te traigo una excelente noticia: ¡no tienes que hacerlo! He incluido en cada semana en la Secuencia de 12 Segundos™ un fantástico día llamado tu día libre. Tu día libre es exactamente eso: un día de cada semana en que puedes comer lo que desees. De verdad, ¡lo que quieras!

Quizás te parezca imposible. ¿Cómo puedes tener un día libre y, aun así, bajar de peso? Pues bien, hay estudios que muestran que si comes el doble de la cantidad de calorías que comes normalmente en un día, de hecho acelerarás tu metabolismo en un 9 por ciento durante las próximas 24 horas. Eso no significa que obtengas el doble de las calorías que comes otros días; sólo te da, durante un día, la libertad absoluta para seleccionar las comidas que quieras. Yo creo que privarse de comida sólo conduce a comilonas posteriores, así que esto te dará un descanso para asegurar que no te sentirás privado de tus comidas favoritas.

Te recomiendo que escojas el mismo día de la semana para cada día libre. Yo sé que a mí me encanta tener mi día libre el viernes, ya que me gusta tener un buen almuerzo con mi equipo en la oficina y luego llevar a mi esposa y mis hijos a comer fuera. O quizás me reúno con algunos amigos para tomar un trago. Lo esencial es que trates de escoger cada semana el día que más te convenga, cualquiera que sea.

Sólo hay un problema con lo del día libre: ¡no puedes salirte de tu programa de alimentación los otros días de la semana! Pero creo que te vas a asombrar de cómo te sientes después de tu día libre. Porque como estás tratando tan bien a tu cuerpo todos los otros días de la semana, te sorprenderás de lo aletargado y poco saludable que te sentirás. En realidad, te apuesto que después de unos cuantos días libres, vas a limitarte sólo a una comida libre, o incluso a un pequeño postre o una copa de vino. Cuando te des cuenta del poder fantástico y la energía que tienes cuando nutres tu cuerpo con los alimentos adecuados, no vas a querer sentirte de otro modo, créeme.

Ahora bien, puede que algunos de ustedes no necesiten un día libre, o sientan que tal vez eso les permita salirse demasiado del programa; no te preocupes, pues éste día libre es completamente opcional. Si quieres seguir comprometido con el plan de alimentación todos los días de las ocho semanas, ¡maravilloso! De hecho, hasta puede que se aceleren tus resultados. Lo mejor es que todo depende de ti: la Secuencia de 12 Segundos™ está hecha para que funcione para cualquier persona, así que adáptala para que se ajuste a tu propio estilo de vida y tus metas.

# ¡COMIENZA HOY MISMO!

Para ayudarte a llevar la cuenta de tus comidas y a que mantengas tu plan de alimentación, he incluido un Planificador de Comidas en la sección de recursos al final de libro. Tiene espacio para las comidas, meriendas, agua y suplementos que consumas. También tiene espacios de tiempo para que te asegures de comer cada tres horas. Es fácil olvidarse de cuándo comer, o de si has bebido agua suficiente durante el día. Usa este diario para asegurar que seguirás tu plan de ejercicios y alimentación, y que comerás cada tres horas. Recuerda que puedes encontrar este registro, junto con el registro de ejercicios, en 12second.com. También encontrarás en línea el Registro de 7 Días, el cual te ayuda a controlar tus comidas y tus ejercicios con tan sólo una hoja. ¡Visita mi sitio web hoy mismo para imprimir tus registros y comenzar tu plan!

Recuerda, es esencial que te adhieras a un buen plan de alimentación para sacarle el mayor provecho a tu rutina de ejercicios, así que comienza *este plan cuando mismo empieces tu Fase Inicial de dos semanas*. Mantén el compromiso de comer adecuadamente durante las primeras dos semanas, y cuando comiences la Fase Avanzada ya serás un verdadero experto. Vas a ver unos resultados tan *asombrosos* que jamás volverás a comer como lo hacías antes.

# PLANIFICADOR DE COMIDAS (MUESTRA)

### Este plan garantizará músculos sin grasa y un mejor metabolismo.

**Hora del desayuno** _7:30_                    Descripción

| | | |
|---|---|---|
| ○ | **PROTEÍNA*** (3–5 oz/40 g) | salmón ahumado |
| ○ | **CARBOHIDRATOS** (1/2 taza o una rebanada de pan) | pan integral |
| ○ | **FRUTAS** (1 taza) | melón cantalupo |
| ○ | **GRASA** (1 cucharadita) | aceite linaza sobre tostada |

**Hora de la merienda** _10:30_                    Descripción

| | | |
|---|---|---|
| ○ | **BATIDO DE PROTEÍNA DE SUERO** (1 cucharón) | Batido de Jorge's Packs |

**Hora del almuerzo** _1:30_                    Descripción

| | | |
|---|---|---|
| ○ | **PROTEÍNA*** (3–5 oz/40 g) | hamburguesa de pavo |
| ○ | **CARBOHIDRATOS** (1/2 taza o una rebanada de pan) | panecillo integral |
| ○ | **VERDURAS**** (2 tazas) | verduras mixtas |
| ○ | **GRASA** (1 cucharadita) | aliño de linaza |

**Hora de la merienda** _4:30_                    Descripción

| | | |
|---|---|---|
| ○ | **BATIDO DE PROTEÍNA DE SUERO** (1 cucharón) | Batido de Jorge's Packs |

**Hora de la cena** _7:30_                    Descripción

| | | |
|---|---|---|
| ○ | **PROTEÍNA*** (3–5 oz/40 g) | pechuga de pollo |
| ○ | **VERDURAS**** (2 a 4 tazas) | cabezuelas de brócoli |
| ○ | **GRASA** (1 cucharadita) | aceite de oliva |

**Hora de la merienda** _10:30_                    Descripción

| | | |
|---|---|---|
| ● | **BATIDO DE PROTEÍNA DE SUERO** (1 cucharón) | Batido de Jorge's Packs |

* Si pesas menos de 150 libras, come 3 onzas de proteína en cada comida; si pesas más de 150 libras, come 5 onzas de proteína.

** Verduras = vegetales no feculosos

**Agua** (ocho tazas de 8 onzas) ● ● ● ● ● ● ● ○

**Multivitamina** ●

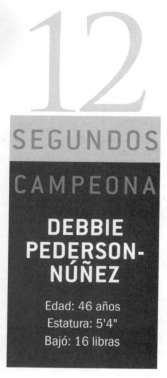

# 12 SEGUNDOS

## CAMPEONA

### DEBBIE PEDERSON-NÚÑEZ

Edad: 46 años
Estatura: 5'4"
Bajó: 16 libras

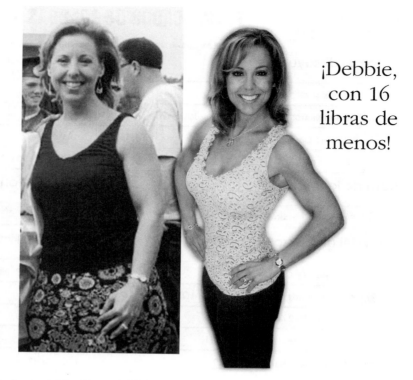

¡Debbie, con 16 libras de menos!

"El año pasado noté que mi cintura se estaba poniendo cada vez más ancha, y que estaba perdiendo mi tono muscular. Sabía que tenía que hacer algo. Y entonces descubrí el programa de la Secuencia de 12 Segundos™ de Jorge.

"Después de sólo ocho semanas, recuperé mi pequeña cintura, y la tonificación general de mi cuerpo ha mejorado notablemente. ¡Y por si eso fuera poco, también me siento joven y con energía! Este programa ofrece una salud física excelente, lo cual a su vez promueve una salud sicológica excelente —¡un equilibrio perfecto!"

## LOS SECRETOS DE DEBBIE PARA EL ÉXITO

- Si te desvías en algo del programa, vuelve a él enseguida —no permitas que un desliz se convierta en dos o más.
- ¡Por nada del mundo dejes de hacer tus ejercicios cardiovasculares todas las mañanas al levantarte y antes de comer!
- ¡Planea, planea, planea! Calcula de antemano lo que necesitarás preparar para ajustar el programa a tu calendario diario de actividades.

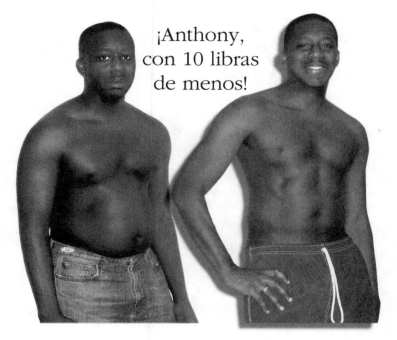

¡Anthony,
con 10 libras
de menos!

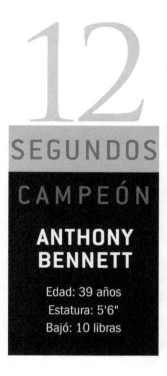

12
SEGUNDOS
CAMPEÓN

**ANTHONY
BENNETT**

Edad: 39 años
Estatura: 5'6"
Bajó: 10 libras

"¡Gracias a la Secuencia de 12 Segundos™ mi vida es maravillosa! Este programa es perfecto para el padre que está muy ocupado: sólo 20 minutos, dos veces por semana. Tengo más energía, me siento en control de mi vida y me veo formidable. En siete semanas he bajado 10 libras y 4 por ciento de mi grasa corporal.

"Después de muchos años de depresión, este programa me ha hecho sentir la pasión de avanzar hacia la conquista de mis sueños y metas. Para celebrar mi próximo cumpleaños entrando a los cuarenta, compré una bicicleta para montar y entrenarme para las 26 millas de la Carrera de Bicicletas L.A. Acura. Ahora ya estoy listo para ese desafío y para vivir la vida al máximo. ¡Gracias, Jorge!"

## LOS SECRETOS DE ANTHONY PARA EL ÉXITO

- El agua mineral con unas gotas de limón es un buen acompañante de cualquier comida.
- Reescribe tu Contrato para el Éxito al inicio de cada semana.
- Cuando tengas muchas ganas de comer, respira profundamente e imagínate cómo sería tu vida si alcanzaras tu peso ideal.

# CÓMO VENCER LA NOCHE

# 5

Antes de la Secuencia de 12 Segundos™ nunca pude seguir un plan. Pero con la ayuda de Jorge *se fortaleció mi salud emocional.* Ahora me siento maravillosamente bien, fuerte y orgullosa. La gente se da cuenta de que he cambiado. ¡Quiero contarle a todo el mundo cómo el programa cambió mi vida!

—JANET KEITH, *Campeona de los 12 Segundos, bajó 18 libras*

He comprobado que la noche es el momento en que con más probabilidad uno se siente tentado a comer en exceso y sabotear así todo el duro esfuerzo realizado. Por eso he creado este capítulo, para fortalecerte más desde el punto de vista emocional. Quiero que desarrolles tu fuerza interna, de manera que *controles* lo que comes por la noche y te sientas motivado a no saltarte nunca una sesión de ejercicios durante tu Desafío de 8 Semanas. Te ayudaré a desarrollar el tipo de disciplina que da la verdadera **fuerza interna.** La mayoría de la gente nunca la adquiere. Sólo cuentan con su resolución de Año Nuevo que se mantiene firme durante una semana antes de dispersarse. Eso no te ayudará a lograr tus metas. Eso no es suficiente. Necesitas un sistema más complejo que te inspire para proseguir tu plan y hacerlo *automático*.

¿Te parece bien? Vamos a comenzar.

# CONOCE TUS METAS EXACTAS

Lo primero que debes hacer ahora mismo es *definir* en un papel cuáles son exactamente tus metas. Mira, si no tienes una imagen clara de lo que quieres lograr con este programa, lo más seguro es que fracases a largo plazo. Sí, eso es algo muy serio, pero sé que es la verdad. He tenido tantos clientes exitosos, que sé cuál es el camino hacia el éxito. Y si tú no tienes una imagen lo suficientemente fuerte de lo que deseas, fracasarás. Por eso es que ahora mismo vamos a definir con precisión cuáles serán tus metas. Necesitarás tres metas. Ante todo, ¿qué es lo que quieres lograr en las primeras dos semanas? Luego, piensa qué es lo que quieres lograr al final del Desafío de 8 Semanas. Finalmente, tienes que tener lo que yo llamo una meta de vida. Revisar estas tres metas cada mañana te dará el impulso para avanzar a lo largo de las próximas semanas. Pega tu Contrato para el Éxito en la puerta del refrigerador para mantenerte firme en tu propósito.

Siendo realista, ¿qué puedes esperar de ti? Bueno, la mayoría de la gente rebaja una o dos tallas de cintura en las primeras dos semanas. Al final del Desafío de 8 Semanas, ¡podrías bajar hasta 30 libras o más! Esos son resultados excelentes y realistas para tus primeras dos semanas. Para tu meta de vida, deberás concentrarte en una meta de *salud*. Recuerda, mantener tu cintura por debajo de las 35 pulgadas si eres hombre, y de 32,5 si eres mujer, es una de las cosas más importantes que puedes hacer para evitar enfermedades peligrosas, como son la diabetes, la enfermedad cardíaca y hasta ciertos cánceres.

Verás en la columna de la derecha la frase "Me quiero sentir . . ." Incluyo esto porque creo que muchos programas de entrenamiento físico no prestan atención a un beneficio asombroso de hacer ejercicios, y es la forma en que eso te hace *sentir*. Por eso quiero que pienses en cómo quieres sentirte durante el Desafío de 8 Semanas, y cómo quieres sentirte cuando lo termines. ¿Quieres sentirte seguro de ti mismo? ¿Fuerte? ¿Lleno de poder? ¿Con energía? Sé que puede sonar cursi, pero te prometo que ponerte como meta un sentimiento te dará ese impulso adicional y ese enfoque que necesitas. Asegúrate de escoger una palabra o frase que no tenga nada que ver con peso ni con tu cuerpo. Quiero que te comprometas con un *sentimiento,* porque ese sentimiento es lo que va a transformar tu vida.

Piensa en estas metas como si fueran una torta. Después, quiero que le añadas el merengue a esa torta. Eso hará tu motivación aún más atractiva y fuerte. **Quiero que crees una Línea**

**de Éxito visual.** ¿Qué es esto? Bueno, yo creo profundamente que nada puede recordarnos mejor lo que hemos superado y logrado que nuestro propio pasado. Lo malo es que muchas veces nos olvidamos de lo que ya hemos logrado y, equivocadamente, nos sentimos débiles e impotentes.

Así que esto es lo que quiero que hagas. Quiero que anotes los cuatro momentos de tu vida de los que te sientes más orgulloso. Puede ser cualquier cosa, como terminar el bachillerato, conseguir tu primer trabajo, el nacimiento de tu hijo o una demostración de tu talento artístico. No importa cuáles sean esos momentos; todo lo que cuenta es que anotes cuatro sucesos que realmente te recuerden que *tú puedes lograrlo*. Este tipo de recordatorios son ayudas básicas, sobre todo si los colocas en sitios donde los veas a menudo, como el refrigerador. De ese modo, cuando, de noche, pases frente a tu Línea del Éxito mientras vas en busca del helado, vas a mantenerte firme en tu propósito.

# CONTRATO PARA EL ÉXITO

*Hazle una fotocopia y pégala en el refrigerador, la puerta de la despensa y al lado de tu cama.*

**Fecha de hoy:** _____

**Mi meta de dos semanas:**

**Me quiero sentir:**

**Mi meta para el Desafío de 8 Semanas:**

**Mi meta de vida:**

**Firma:** _____

Hazle una fotocopia y pégala en el refrigerador, la puerta de la despensa y al lado de tu cama.

| 1er. evento | 2do. evento | 3er. evento | 4to. evento | 5to. evento | 6to. evento |
|---|---|---|---|---|---|
| | | | | ¡Me comprometo con el Desafío de 8 Semanas de la Secuencia de 12 Segundos™ a partir de hoy! Mi peso actual: | ¡Termino mi Desafío de 8 Semanas de la Secuencia de 12 Segundos™! Mi peso actual: |
| | | | | Mi medida actual de cintura: | Mi medida actual de cintura: |
| Inserta foto | Inserta foto | Inserta foto | Inserta foto | Inserta foto | Inserta foto |
| | | | | Toma ahora mismo una foto de "antes" y colócala aquí. | Visita 12second.com y crea una imagen virtual de cómo lucirás cuando logres tu meta. |

Si puedes, añade una foto de cada evento significativo. Esto aumentará el impacto emocional que estos recordatorios tienen en ti y en tu motivación. Ésta será una segunda capa de merengue, y muy importante para hacer tu éxito aun más atractivo. Cuando lo hayas terminado, fotocópialo y coloca tu Línea del Éxito en la cocina, el dormitorio y hasta en el espejo del baño.

# LLEVA LA CUENTA DE TU ÉXITO

A medida que comienzas tus sesiones de ejercicio y tu plan de alimentación, quiero que lleves el récord diario de tus resultados. Al final de este libro encontrarás tres registros, dos para tus sesiones de ejercicio y el otro para tu alimentación. Deberías fotocopiarlos y usarlos todos los días para mantenerte al tanto de tu progreso. También tienen espacio para escribir cualquier nota personal adicional. *Considera estos registros como medios inspiradores adicionales que te mantendrán al tanto de lo que estás haciendo y de lo que has hecho.* Después del Desafío de 8 Semanas, revisar estos récords te ayudará a mantenerte motivado a continuar el programa.

## Crea una tríada — ¡triplica el éxito!

Varios clientes míos han obtenido un gran éxito al formar una tríada de apoyo. Esto consiste en un grupo de tres personas que se unen para ayudarse mutuamente a mantenerse fuertes, concentradas y motivadas. Tres clientas mías, Christine, Denise y Cindy, se unieron para conseguir su mejor figura con la Secuencia de 12 Segundos™. Juntas, bajaron más de 50 libras con este programa, ¡y siguen progresando! Ellas se comunicaban a través de correos electrónicos y por teléfono, y se enviaban entre ellas mensajes de apoyo y frases inspiradoras para promover el éxito del grupo. Una de las citas favoritas de Christine, que a mí también me encanta, es de Ralph Marston: "Tus metas, menos tus dudas, equivalen a tu realidad".

Ellas también se reunían con frecuencia en 12second.com, y descubrieron que usar la tertulia digital era una forma maravillosa de mantenerse en contacto. Cindy dijo que sus "amigas de responsabilidad" constituían una gran parte de su éxito: "¡Saber que tenía que mantener mi responsabilidad ante ellas resultó ser una excelente motivación!" Juntas, Christine, Denise y Cindy se decidieron por la Secuencia de 12 Segundos™ y lograron que el plan les diera aun mejores resultados. ¡Tú también puedes hacerlo!

Serán tus planes de acción personales para lograr que tu cuerpo se vea mejor y esté más sano que nunca.

Si quieres una excelente versión en línea de nuestro sistema de registro, no dejes de visitar 12second.com. Y si deseas nuestra versión impresa para las ocho semanas enteras, entonces asegúrate de comprar un ejemplar de nuestro diario auxiliar, disponible en todas las librerías y en nuestro sitio web.

# EL PODER DE LA GENTE

Hay un secreto final que quiero compartir contigo y que te ayudará a vencer la noche y a mantener tu motivación en un alto nivel a lo largo de las ocho semanas: *el poder de la gente*. ¿Qué quiero decir con esto? Bueno, tener el apoyo de las personas que desean que triunfes es probablemente el secreto principal de mis clientes más exitosos.

Sabes, *uno se convierte en las personas que lo rodean*. Es una afirmación muy poderosa, y quiere decir que la gente a tu alrededor tiene un impacto indirecto en quién te conviertes en la vida. Si tienes un buen círculo de amigos, entonces triunfarás. Pero si tienes un círculo negativo, o no tienes ningún círculo, entonces tienes más probabilidades de fracasar. ¿Qué puedes hacer? Bueno, por eso es que he creado nuestro club en línea en 12second.com. Es una comunidad virtual y un centro de apoyo al que puedes ir las 24 horas del día para conocer a otras personas que también siguen el plan. Todos los días puedes conectarte con miles de personas que están protagonizando los mismos triunfos y frustraciones que tú. Puedes compartir tus experiencias y hacer muy buenas amistades. Es un lugar en el que puedes tener compañeros ante quienes te sientas responsable por seguir el plan, y viceversa, y también amigos con quienes compartir mensajes electrónicos o hablar por teléfono. En resumen, éste puede ser un sitio que cada día te estimule y fortalezca durante el Desafío de 8 Semanas. Yo también estoy ahí a diario y dirijo sesiones de orientación diarias sobre entrenamiento. ¡Espero verte allí y que te unas a nuestra familia en línea!

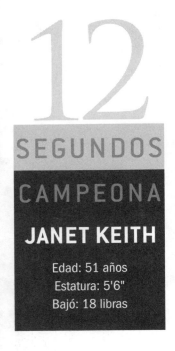

# 12

## SEGUNDOS

### CAMPEONA

## JANET KEITH

Edad: 51 años
Estatura: 5'6"
Bajó: 18 libras

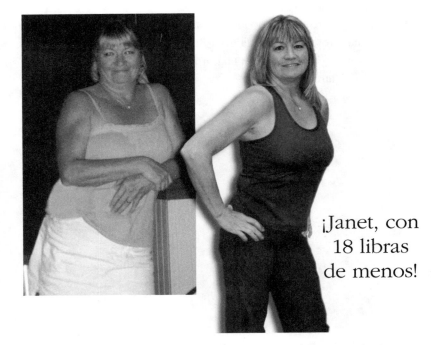

¡Janet, con 18 libras de menos!

"Antes de seguir el Desafío de 8 Semanas con Jorge, no tenía fuerza en los brazos ni en los músculos abdominales. Empecé varios planes de ejercicio, pero nunca podía terminarlos. ¡Necesitaba ayuda! Nunca tenía energía suficiente para hacer actividades al aire libre, y odiaba cómo me quedaba la ropa y cómo me sentía.

"Ahora tengo tanta energía gracias a la Secuencia de 12 Segundos™ ¡que mis compañeros de trabajo me dicen que hablo demasiado! Tengo ganas de salir y hacer cosas, en vez de quedarme sentada frente al televisor. Tengo una buena figura... y durante años jamás me había visto así. La conseguí con un entrenamiento sencillo que fue muy fácil de integrar a mi vida, ¡y de mantenerlo!

"Ahora me siento fantástica, fuerte y orgullosa de mí misma. La gente se da cuenta de que he cambiado, ¡y quiero contarles a todos acerca de la Secuencia de 12 Segundos™!"

## LOS SECRETOS DE JANET PARA EL ÉXITO

· Planifica las comidas de antemano.
· Busca un momento tranquilo y sin interrupciones para hacer ejercicios.
· Visualiza el "nuevo" yo.

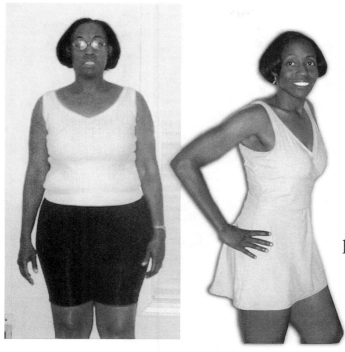

¡Denise, con 22 libras de menos!

"He aprendido tanto de la Secuencia de 12 Segundos™. He pasado la mitad de mi vida yendo de una dieta a otra. Bajaba de peso y luego me preguntaba qué podía hacer para no recuperarlo cuando empezara a comer normalmente de nuevo.

"Esta vez he aprendido cómo alimentarme saludablemente al comer comidas normales en vez de alimentos procesados. Tengo cuarenta y cuatro años y un hijo de ocho. No podía permitirme fracasar. He aprendido que comer bien es sólo una parte de la solución. Hacer ejercicios es igual de importante.

"Para resumir, cuando me veo bien, me siento bien. En estos momentos, me siento MUY BIEN y deseo comenzar mi próximo desafío".

## LOS SECRETOS DE DENISE PARA EL ÉXITO

- ¡Haz los ejercicios cardiovasculares matutinos! Esos ejercicios permiten que la grasa siga reduciéndose y mantienen tu energía.
- Busca algo que te motive, una meta o una recompensa, tal vez un viaje.
- Piensa en cómo mantenerte saludable ayuda a motivar a las personas que te rodean, como tus amigos y tu familia.

# PREPÁRATE PARA EMPEZAR

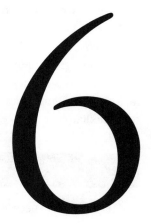

Jamás en mi vida había reducido tantas pulgadas con tanta rapidez. ¡Ha sido increíble! **He reducido un total de 18 pulgadas de mi cuerpo.** La ropa me queda bien y la gente realmente ha notado los cambios.

—CHRISTINE RIVERA, *Campeona de los 12 Segundos,*
*bajó 20 libras*

La Secuencia de 12 Segundos™ tiene dos fases simples que seguirás durante las próximas ocho semanas. Estas dos fases han sido creadas de forma que funcionen a la vez, y es importante que sigas las fases para lograr los resultados óptimos.

## Fase inicial

Esta fase ha sido creada para que te pongas a trabajar rápidamente. *No* te hace falta un gimnasio para las sesiones de ejercicios; éstas pueden realizarse fácilmente en casa. Después de la primera semana, tus sesiones se harán cada vez más intensas, lo que te preparará para la Fase Avanzada.

Durante las primeras dos semanas, sólo hacen falta unos sencillos instrumentos: **un par de mancuernas, una bola suiza y una colchoneta.** Todo este equipo puede encontrarse en cualquier tienda de artículos deportivos.

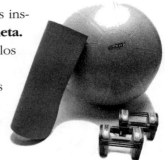

Pero si eres miembro de un gimnasio, por supuesto que puedes hacer allí las sesiones de ejercicios de la Fase Inicial. No hay nada malo en eso. Pero sea como sea, ¡no tienes excusa para no comenzar de inmediato!

## Una semana 1 "sin excusas"

El equipo que necesitas para comenzar la Secuencia de 12 Segundos™ es mínimo: una bola, una colchoneta y un par de mancuernas. Sin embargo, ¿qué pasa si no tienes estos artículos y quieres comenzar el programa *hoy*? Bueno, créelo o no, ¡sí puedes! En la sección de recursos, encontrarás una sesión de ejercicios sin pesas para las personas que andan de un lado a otro, que te permitirá comenzar sin tener que usar un equipo especial. Todo lo que necesitas es una silla y una colchoneta o toalla. Tú mismo creas toda la resistencia que necesitas con el peso de tu propio cuerpo. Esta sesión de ejercicios no sólo es perfecta para que comiences el programa, sino que también es excelente para cuando viajas, o para hacerla en tu oficina en el trabajo. Vas a darle entrenamiento a todo tu cuerpo en una sesión de ejercicios de 20 minutos. Para comenzar, haz este circuito dos veces durante tu primera semana, idealmente el lunes y el jueves. Luego, ¡prepárate para aumentar la intensidad y comenzar con la semana 1!

## Fase avanzada

Cuando hayas terminado la Fase Inicial, continúa enseguida a la Fase Avanzada. Esto no significa que tengas que ser un atleta olímpico para hacer estos ejercicios, sino que vamos a seguir desafiando tu cuerpo. Recuerda, eso es lo que transformará tus músculos magros. La Secuencia de 12 Segundos™ está diseñada para realmente cambiar tu cuerpo, y por eso es que tenemos que enseñarte poco a poco nuevos ejercicios que logren los mejores resultados posibles.

Las primeras dos semanas de la Fase Avanzada incorporarán muchos ejercicios nuevos que requerirán el uso de las mancuernas, la bola suiza y la colchoneta. También puedes continuar entrenándote en tu propia casa, si te sientes más cómodo allí. *Pero todo cambiará cuando comencemos la semana 5.* **La mejor manera de hacer que tus músculos se esfuercen progresivamente más, es que comiences a usar una máquina de cable fijo, del tipo "entrenador funcional" (FT, por sus siglas en inglés), cuando llegues a la semana 5.**

La máquina FT de cable fijo permitirá que tu entrenamiento avance a un nivel superior. ¿Por qué? Porque es lo que produce los mejores resultados. *Una máquina FT de cable fijo te da el equilibrio y la estabilidad de las pesas libres, sin dejar de brindarte la cantidad consistente de resistencia que ofrece la máquina tradicional.* Las máquinas tradicionales que no son FT le brindan una resistencia constante a los músculos, pero como no siguen un "movimiento estabilizado", no ponen a trabajar tus músculos estabilizadores. Y eso significa que no le sacan el máximo provecho al entrenamiento. Y recuerda que ése es nuestro objetivo en este caso: crear el *desafío* que esculpirá y dará forma a tus bellos músculos. En resumen, para lograr el máximo resultado, haz todo lo que puedas por tener acceso a una máquina FT de cable fijo.

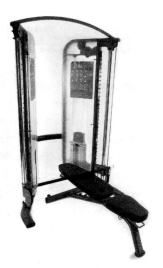

¿Dónde puedes encontrar una máquina FT de cable fijo? Pues tienes dos opciones: la primera es comprar una para usarla en tu casa. Yo creo que es la mejor inversión que puedes hacer por tu salud. Ningún automóvil de lujo va a mejorar la duración y la calidad de tu vida como una inversión en tu salud y tu figura.

La segunda opción es que vayas a un gimnasio. Todos los gimnasios tienen una máquina FT de cable fijo o algo parecido. Si no ves una máquina que se parezca a la que presentamos en este libro, habla con uno de los empleados del gimnasio para que te indiquen el equipo adecuado. ¿Qué puedes hacer si no perteneces a un gimnasio? Te tengo buenas noticias: la gente de Bally® Total Fitness ha acordado en darle a todas las personas que compren un ejemplar de este libro un mes de membresía gratis en sus gimnasios, así como una sesión gratis de entrenamiento personal. ¡Eso significa que no tienes excusa para no terminar el Desafío de 8 Semanas! Ve a la sección de recursos para que obtengas más información sobre Bally®.

Entiendo que algunos de ustedes podrán tener lesiones u otras condiciones que les impiden completar algunos de los ejercicios. Por esta misma razón verán algunos "movimientos de refuerzos" presentados con ciertos ejercicios. Recuerda que lo ideal es completar el ejercicio principal, pero aún se pueden obtener buenos resultados con el movimiento de refuerzo.

# CÓMO SE HACE

En el capítulo 3 aprendiste como la Secuencia de 12 Segundos™ pone a trabajar a tu cuerpo en dos grupos —los músculos primarios y los músculos secundarios—, y supiste que vas a realizar tres circuitos diarios dirigidos a tres partes específicas de tu cuerpo. Recuerda que cada circuito consiste en cuatro ejercicios y que realizas cuatro repeticiones en cada ejercicio. Así que cuando comienzas el primer día con un ejercicio intenso para las piernas, vas a realizar cuatro repeticiones con el conteo de la poderosa Secuencia de 12 Segundos™, y luego sigues rápidamente al próximo ejercicio. Si lo sumas todo, cada circuito dura realmente unos 6 minutos, así que cada día tu entrenamiento dura sólo 18 minutos, pero yo incluí un poquito más de tiempo para que hagas la transición al próximo ejercicio. Así que ahí tienes: 20 minutos, dos veces por semana.

# LOS MEJORES DÍAS

Podrías dedicar a tus dos sesiones de ejercicio los dos días de la semana que prefieras, pero tienes que considerar un requisito fundamental. Si de verdad quieres obtener los mejores resultados, es necesario que des a tu cuerpo dos días de descanso entre entrenamientos. Si dejas menos tiempo entre las sesiones de ejercicios, no te sentirás lo suficientemente descansado y tus músculos no se habrán recuperado totalmente. **Mi recomendación oficial es que realices las sesiones los lunes y jueves.** A mis clientes más exitosos les encanta comenzar la semana con una buena sesión de ejercicios y, luego, hacer la segunda antes de que termine la semana. Pero tú puedes hacerlos cuando más te convenga. Solamente recuerda dejar que tu cuerpo descanse entre las sesiones. Usa la Tabla de Ejercicios de 8 Semanas en la página 62 para marcar tus sesiones de entrenamiento a medida que las realices (puedes ver cómo la he marcado yo en la página 63).

Finalmente, quiero enseñarte mis *cuatro técnicas secretas:* forma, conteo, respiración e intensidad. Son fáciles de entender, pero lograr adecuadamente estas cuatro cosas te garantizará los mejores resultados.

# POR QUÉ LA FORMA ES IMPORTANTE

Cuando realizas los ejercicios de la manera correcta, concentras el esfuerzo en el músculo sobre el que estás trabajando. Cuando haces una flexión de bíceps, por ejemplo, te conviene que todo el peso de la mancuerna o del cable caiga *solamente* en el bíceps. Si no ejecutas bien esa forma, harás que otros grupos de músculos, como los hombros o la espalda, aguanten el peso. **Por lo tanto, una forma incorrecta no te permite aprovechar una sesión de ejercicios realmente eficaz,** ¡y hasta podría causarte lesiones serias que te impidan trabajar durante semanas!

En el capítulo 7 verás que cada ejercicio tiene dos fotos mías en las que demuestro algún movimiento (algunos tienen tres para mostrar alguna forma especial de asir los instrumentos u otra instrucción específica) y luego una breve descripción de cómo hacerlo. **¡Es importante que leas las descripciones!** Verás sugerencias claves, como "mantén la espalda recta" o "mantén los codos pegados al cuerpo durante todo el ejercicio", que serán esenciales para que tengas éxito. Considera estas descripciones como si fueran recetas. Nunca prepararías una lasaña por primera vez sin leer primero la receta, ¿no es cierto? Así que si de verdad estás realmente decidido a conseguir tu figura ideal, ¡no puedes dejar fuera ningún ingrediente! A medida que avances en los ejercicios, lee los detalles exactos en las descripciones de los capítulos 7 y 8, pero aquí tienes algunas sugerencias generales para que tengas éxito.

Debido a que nuestra meta con la Secuencia de 12 Segundos™ es trabajar con la mayor eficiencia posible, quiero que hagas unas cuantas cosas para prepararte. Lo primero es que repases los circuitos antes de que realices la sesión de ejercicios del día. Observa cada uno y practícalos brevemente para que te familiarices con el movimiento y veas cuál será tu punto máximo de tensión (PMT). De esta forma, cuando comiences el ejercicio de fondo de silla, por ejemplo, obtendrás el mejor resultado si sostienes la posición durante 2 segundos. Recuerda, el elemento de circuito de esta sesión de ejercicios mantendrá elevado el ritmo del corazón; por eso, mientras mejor conozcas los movimientos antes de comenzar, con más rapidez podrás avanzar de uno a otro. Aunque he incluido un poco de tiempo de transición entre ejercicios, mientras más te familiarices con el que viene a continuación, obtendrás mejores resultados cardiovasculares de los entrenamientos. No te frustres si sientes que al principio no consigues rápidamente la forma adecuada. ¡Cada vez que la hagas te resultará más y más fácil!

Una cosa más: ¡No olvides los ejercicios matutinos! Recuerda tomar una caminata de por lo menos 20 minutos cada mañana antes del desayuno. Como mencioné en el capítulo 3, el caminar por la mañana acelera el proceso de quemar grasa y te ayudará llegar a tu peso ideal en menos tiempo. Refiérete al capítulo 3 si necesitas educarte sobre los beneficios de caminar.

Ya tienes todas las herramientas que necesitas para empezar. Sé que estás listo para comenzar el programa que cambiará tu vida y tu cuerpo para siempre.

# TABLA DE EJERCICIOS DE 8 SEMANAS

Fecha de inicio __1/7_____ Fecha final _____2/28_____

| | Lunes | Martes | Miércoles | Jueves | Viernes | Sábado | Domingo | |
|---|---|---|---|---|---|---|---|---|
| | ~~DÍA 1~~ SESIÓN DE EJERCICIOS PRIMARIOS 1/7 | ~~DÍA 2~~ DÍA LIBRE | ~~DÍA 3~~ DÍA LIBRE | ~~DÍA 4~~ SESIÓN DE EJERCICIOS SECUNDARIOS 1/10 | ~~DÍA 5~~ DÍA LIBRE | ~~DÍA 6~~ DÍA LIBRE | ~~DÍA 7~~ DÍA LIBRE | SEMANA 1 |
| | ~~DÍA 8~~ SESIÓN DE EJERCICIOS PRIMARIOS 1/14 | ~~DÍA 9~~ DÍA LIBRE | ~~DÍA 10~~ DÍA LIBRE | ~~DÍA 11~~ SESIÓN DE EJERCICIOS SECUNDARIOS 1/17 | ~~DÍA 12~~ DÍA LIBRE | ~~DÍA 13~~ DÍA LIBRE | ~~DÍA 14~~ DÍA LIBRE | SEMANA 2 |
| | ~~DÍA 15~~ SESIÓN DE EJERCICIOS PRIMARIOS 1/21 | ~~DÍA 16~~ DÍA LIBRE | ~~DÍA 17~~ DÍA LIBRE | ~~DÍA 18~~ SESIÓN DE EJERCICIOS SECUNDARIOS 1/24 | ~~DÍA 19~~ DÍA LIBRE | ~~DÍA 20~~ DÍA LIBRE | ~~DÍA 21~~ DÍA LIBRE | SEMANA 3 |
| | ~~DÍA 22~~ SESIÓN DE EJERCICIOS PRIMARIOS 1/28 | ~~DÍA 23~~ DÍA LIBRE | ~~DÍA 24~~ DÍA LIBRE | ~~DÍA 25~~ SESIÓN DE EJERCICIOS SECUNDARIOS 1/31 | ~~DÍA 26~~ DÍA LIBRE | ~~DÍA 27~~ DÍA LIBRE | ~~DÍA 28~~ DÍA LIBRE | SEMANA 4 |
| | ~~DÍA 29~~ SESIÓN DE EJERCICIOS PRIMARIOS 2/4 | ~~DÍA 30~~ DÍA LIBRE | ~~DÍA 31~~ DÍA LIBRE | ~~DÍA 32~~ SESIÓN DE EJERCICIOS SECUNDARIOS 2/7 | ~~DÍA 33~~ DÍA LIBRE | DÍA 34 DÍA LIBRE | DÍA 35 DÍA LIBRE | SEMANA 5 |
| | DÍA 36 SESIÓN DE EJERCICIOS PRIMARIOS 2/11 | DÍA 37 DÍA LIBRE | DÍA 38 DÍA LIBRE | DÍA 39 SESIÓN DE EJERCICIOS SECUNDARIOS 2/14 | DÍA 40 DÍA LIBRE | DÍA 41 DÍA LIBRE | DÍA 42 DÍA LIBRE | SEMANA 6 |
| | DÍA 43 SESIÓN DE EJERCICIOS PRIMARIOS 2/18 | DÍA 44 DÍA LIBRE | DÍA 45 DÍA LIBRE | DÍA 46 SESIÓN DE EJERCICIOS SECUNDARIOS 2/21 | DÍA 47 DÍA LIBRE | DÍA 48 DÍA LIBRE | DÍA 49 DÍA LIBRE | SEMANA 7 |
| | DÍA 50 SESIÓN DE EJERCICIOS PRIMARIOS 2/25 | DÍA 51 DÍA LIBRE | DÍA 52 DÍA LIBRE | DÍA 53 SESIÓN DE EJERCICIOS SECUNDARIOS 2/28 | DÍA 54 DÍA LIBRE | DÍA 55 DÍA LIBRE | DÍA 56 DÍA LIBRE ¡ÉXITO! | SEMANA 8 |

Por favor, fotocópiala y pégala en la puerta del refrigerador. A medida que termines tus sesiones de ejercicios, ¡tacha los días para que puedas ver tu éxito!

# TABLA DE EJERCICIOS DE 8 SEMANAS

Feche de inicio        Fecha final

| Lunes | Martes | Miércoles | Jueves | Viernes | Sábado | Domingo | |
|---|---|---|---|---|---|---|---|
| **DÍA 1**<br>SESIÓN DE EJERCICIOS PRIMARIOS | **DÍA 2**<br>DÍA LIBRE | **DÍA 3**<br>DÍA LIBRE | **DÍA 4**<br>SESIÓN DE EJERCICIOS SECUNDARIOS | **DÍA 5**<br>DÍA LIBRE | **DÍA 6**<br>DÍA LIBRE | **DÍA 7**<br>DÍA LIBRE | SEMANA 1 |
| **DÍA 8**<br>SESIÓN DE EJERCICIOS PRIMARIOS | **DÍA 9**<br>DÍA LIBRE | **DÍA 10**<br>DÍA LIBRE | **DÍA 11**<br>SESIÓN DE EJERCICIOS SECUNDARIOS | **DÍA 12**<br>DÍA LIBRE | **DÍA 13**<br>DÍA LIBRE | **DÍA 14**<br>DÍA LIBRE | SEMANA 2 |
| **DÍA 15**<br>SESIÓN DE EJERCICIOS PRIMARIOS | **DÍA 16**<br>DÍA LIBRE | **DÍA 17**<br>DÍA LIBRE | **DÍA 18**<br>SESIÓN DE EJERCICIOS SECUNDARIOS | **DÍA 19**<br>DÍA LIBRE | **DÍA 20**<br>DÍA LIBRE | **DÍA 21**<br>DÍA LIBRE | SEMANA 3 |
| **DÍA 22**<br>SESIÓN DE EJERCICIOS PRIMARIOS | **DÍA 23**<br>DÍA LIBRE | **DÍA 24**<br>DÍA LIBRE | **DÍA 25**<br>SESIÓN DE EJERCICIOS SECUNDARIOS | **DÍA 26**<br>DÍA LIBRE | **DÍA 27**<br>DÍA LIBRE | **DÍA 28**<br>DÍA LIBRE | SEMANA 4 |
| **DÍA 29**<br>SESIÓN DE EJERCICIOS PRIMARIOS | **DÍA 30**<br>DÍA LIBRE | **DÍA 31**<br>DÍA LIBRE | **DÍA 32**<br>SESIÓN DE EJERCICIOS SECUNDARIOS | **DÍA 33**<br>DÍA LIBRE | **DÍA 34**<br>DÍA LIBRE | **DÍA 35**<br>DÍA LIBRE | SEMANA 5 |
| **DÍA 36**<br>SESIÓN DE EJERCICIOS PRIMARIOS | **DÍA 37**<br>DÍA LIBRE | **DÍA 38**<br>DÍA LIBRE | **DÍA 39**<br>SESIÓN DE EJERCICIOS SECUNDARIOS | **DÍA 40**<br>DÍA LIBRE | **DÍA 41**<br>DÍA LIBRE | **DÍA 42**<br>DÍA LIBRE | SEMANA 6 |
| **DÍA 43**<br>SESIÓN DE EJERCICIOS PRIMARIOS | **DÍA 44**<br>DÍA LIBRE | **DÍA 45**<br>DÍA LIBRE | **DÍA 46**<br>SESIÓN DE EJERCICIOS SECUNDARIOS | **DÍA 47**<br>DÍA LIBRE | **DÍA 48**<br>DÍA LIBRE | **DÍA 49**<br>DÍA LIBRE | SEMANA 7 |
| **DÍA 50**<br>SESIÓN DE EJERCICIOS PRIMARIOS | **DÍA 51**<br>DÍA LIBRE | **DÍA 52**<br>DÍA LIBRE | **DÍA 53**<br>SESIÓN DE EJERCICIOS SECUNDARIOS | **DÍA 54**<br>DÍA LIBRE | **DÍA 55**<br>DÍA LIBRE | **DÍA 56**<br>¡ÉXITO! | SEMANA 8 |

**Por favor, fotocópiala y pégala en la puerta del refrigerador. A medida que termines tus sesiones de ejercicios, ¡tacha los días para que puedas ver tu éxito!**

# CONTEO

Sé que en el capítulo 3 aprendiste cómo funciona la Secuencia de 12 Segundos™, pero quiero recordarte lo esencial que será el conteo para que tengas éxito. Recuerda, comienzas con un movimiento positivo de 10 segundos, lo mantienes durante 2 segundos en el PMT, y regresas a tu posición inicial con un conteo de 10 segundos. ¡Este excepcional y revolucionario *ritmo* de tiempo es lo que va a transformar tu cuerpo en una máquina esbelta, tonificada y quemadora de grasa!

Si quieres otro recurso excelente que te ayude a sincronizar tus movimientos con el tiempo, un cliente mío me comentó su idea de usar un metrónomo. Este instrumento fue inventado originalmente para ayudar a que los músicos mantuvieran el tempo correcto, pero muchos clientes míos descubrieron que resultaba perfecto para ayudarlos a contar con precisión sus 12 segundos. Puedes encontrar metrónomos en las tiendas de artículos musicales o en 12second.com.

Sea cual sea el método que uses, es importante que te atengas a los movimientos de 10 segundos y al mantenimiento de la posición durante 2 segundos en el PMT. Si te mueves más rápido, aumentarás el impulso y reducirás el impacto en tus músculos. ¡No hagas trampas! Cuando termines una repetición, sigue enseguida a la siguiente hasta que completes la cantidad recomendada de repeticiones. Cuando mantengas el movimiento continuo a lo largo de la serie de ejercicios, te asombrarás de lo rápido que logras quemar el tejido adiposo de tus músculos.

# RESPIRACIÓN

En cuanto a la respiración, he hallado que algunos de mis clientes tienen la costumbre de aguantar el aliento o a veces hasta hiperventilar cuando hacen ejercicios. Ambas costumbres no permiten que la cantidad adecuada de oxígeno fluya hacia sus cuerpos y sus músculos. El oxígeno es uno de tus mejores amigos cuando haces ejercicios; de hecho, se combina con glucógeno (azúcar almacenada) y grasa para producir energía y darte la fuerza que necesitas para hacer ejercicios. Yo recomiendo que con la Secuencia de 12 Segundos™ se use una técnica llamada *respiración con resoplidos*. Esto es un patrón de respiración fijo y continuo que consiste sencillamente en inhalar profundamente al comienzo del ejercicio y exhalar en resoplidos cortos. Cuando los pulmones se te han vaciado de oxígeno, vuelve a inhalar profundamente y continúa a exhalar en resoplidos a lo largo del ejercicio. Este tipo de respiración mantiene un flujo constante de oxígeno hacia los pulmones y los músculos. Visita 12second.com para ver una demostración de la técnica de respiración con resoplidos.

# INTENSIDAD

La intensidad es un elemento esencial de tu entrenamiento con la Secuencia de 12 Segundos™. Debido a que realizas sólo cuatro repeticiones en total en la mayoría de los ejercicios, es importante hacerlas bien. Recuerda que este entrenamiento es sólo de 20 minutos, dos veces por semana. Poner todo tu esfuerzo durante esos minutos tendrá un impacto positivo en tus resultados. He aquí algunas sugerencias sobre cómo crear la intensidad ideal para *tu* sesión de ejercicios.

Escoge el peso *adecuado,* pues eso hará que, cuando llegues a la cuarta repetición, ya tus músculos estén cansados. Puedes usar tres pesos distintos de mancuernas —de 5, 10 y 15 libras— o un sistema todo-en-uno de mancuernas.

Como es esencial mantener la intensidad, tienes que asegurarte de usar la cantidad adecuada de peso para cada ejercicio. **Esto es lo mejor:** si puedes levantar el peso durante más de cuatro repeticiones, las mancuernas que estás usando no son lo suficientemente pesadas. Y si sólo puedes terminar dos o tres repeticiones, entonces —quizás ya lo adivinaste— ¡las mancuernas son demasiado pesadas! Es un cálculo muy sencillo, pero es fundamental que aumentes al máximo el efecto de cada repetición: mantener la intensidad correcta es absolutamente crucial para aprovechar el plan al máximo. Repito, si desaprovechas la oportunidad de hacer el mejor entrenamiento, estarás engañándote a ti mismo y no obtendrás los mejores *resultados* posibles... y esa es la razón por la que estás aquí, ¿no es cierto? Para desarrollar músculos esbeltos magros que queman grasa las 24 horas del día.

Regresa a este capítulo cuando quieras refrescar tu memoria acerca de la forma, la respiración, el conteo o el nivel de intensidad adecuados. Estos recursos que he esbozado en este capítulo te permitirán sacarle el mayor provecho al tiempo que dedicas a los ejercicios. No sólo eso, sino que también al realizar cada ejercicio en la forma correcta desarrollarás el entrenamiento más eficaz y seguro.

Ahora ya estás listo para comenzar con la Fase Inicial. ¡Adelante!

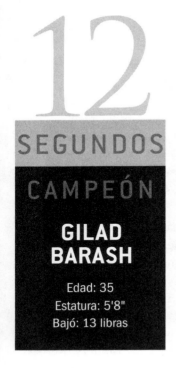

# 12
## SEGUNDOS
### CAMPEÓN

**GILAD BARASH**

Edad: 35
Estatura: 5'8"
Bajó: 13 libras

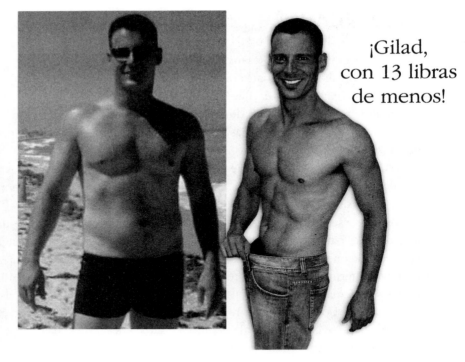

¡Gilad, con 13 libras de menos!

"Siempre he llevado un estilo de vida bastante sedentario. He intentado darle prioridad al buen estado físico, pero la escuela y el trabajo acaban ocupando la mayor parte de mi tiempo. Pasé por etapas en las cuales hacía ejercicios e intentaba adelgazar —inclusive contraté entrenadores. Esta vez, sin embargo, quería intentar algo diferente. Quería perder esas 10 libras que nunca he podido perder.

"La Secuencia de 12 Segundos™ llegó justo a tiempo. El programa me dio la dirección y las herramientas que, junto con la dedicación, me ayudaron a deshacerme de esas 10 libras —¡y unas cuantas más! Estoy seguro que ahora tengo las herramientas necesarias para mantener estos resultados."

## LOS SECRETOS DE GILAD PARA EL ÉXITO

· Poder ver los resultados fue mi motivación más grande; me incentivó a continuar con el programa para así ver aun más resultados.
· Haz trampa una vez a la semana y come algo prohibido, para así mantenerte motivado y resistir la tentación de hartarte de comida múltiples veces a la semana.

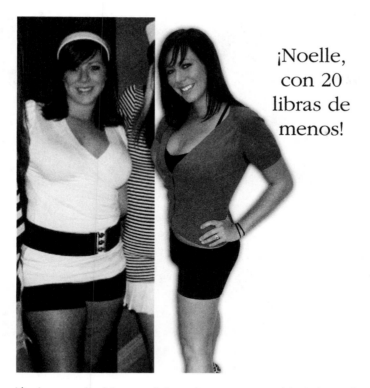

¡Noelle, con 20 libras de menos!

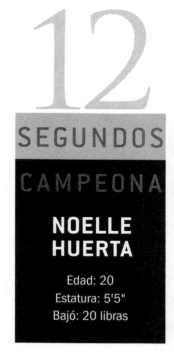

**CAMPEONA**

## NOELLE HUERTA

Edad: 20
Estatura: 5'5"
Bajó: 20 libras

"La combinación de poco ejercicio, una dieta mala y un nuevo ambiente luego de comenzar la universidad hizo que engordara los 'freshman fifteen'. Para fines de ese primer año de universidad pesaba más de 150 libras, por primera vez en mi vida. Cuando comenzé la Secuencia de 12 Segundos™, estaba muy motivada porque sabía que lo podía hacer y que vería resultados.

"Aunque he completado las ocho semanas, eso no significa que abandonaré el programa. Se ha convertido en mi estilo de vida. He aprendido a crear una rutina que incorpora la dieta y el ejercicio en mi vida ajetreada. He visto cómo mi autoestima crece y crece, y ¡no puedo esperar a ver aun más resultados!"

## LOS SECRETOS DE NOELLE PARA EL ÉXITO

- ¡No te des por vencido! Si no ves resultados de inmediato, no te desiluciones.
- Planifica tus comidas por adelantado, para que se te haga fácil comer cada tres horas.
- Haz los ejercicios cardiovasculares matinales —¡de veras funcionan!

# FASE INICIAL 7

## SEMANAS 1 Y 2

COMIENZO

## PIERNAS

EJERCICIO A

# Sentadilla de principiante

Párate entre dos sillas, los pies separados a una distancia igual al ancho de tus hombros. Respira con resoplidos a medida que haces una sentadilla mientras cuentas hasta 10. Mantén la espalda recta, los músculos abdominales tensos y el pecho erguido. Mantente durante 2 segundos en el PMT. Regresa a la posición inicial mientras cuentas hasta 10. Sin descansar, repite tres veces. (Asegúrate de usar las sillas solamente para no perder el equilibro, no para que aguanten el peso de tu cuerpo.)

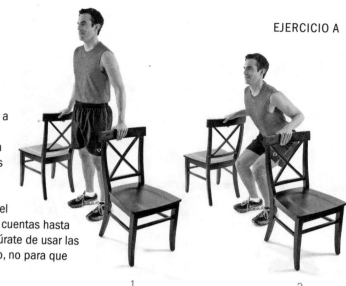

1    2

---

## ESPALDA

EJERCICIO B

# Extensión de hombros sobre la bola suiza

Agarra una mancuerna con las dos manos, al estilo diamante (mira la foto). Acuéstate sobre la pelota, con la cabeza y el cuello apoyados en ella. Mantén las caderas levantadas y los músculos abdominales tensos durante todo el ejercicio. Extiende la mancuerna por encima del pecho, doblando ligeramente los codos. Respira con resoplidos a medida que bajas la mancuerna por detrás de tu cabeza mientras cuentas hasta 10. Mantén la posición durante 2 segundos en el PMT. Alza de nuevo la pesa hacia la posición inicial mientras cuentas hasta 10. Sin descansar, repite tres veces. (Lo mucho que puedas estirar los brazos determinará tu PMT.)

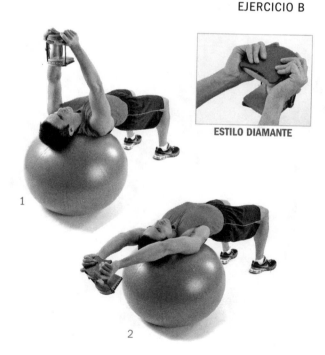

**ESTILO DIAMANTE**

1

2

**CLAVE: PTM:** Punto Máximo de Tensión. **Técnica de respiración con resoplidos:** Inhala mientras cuentas hasta 10 y exhala con resoplidos breves. **Horario:** Cada ejercicio debe tomar 90 segundos, y cada circuito debe tomar 6 minutos.

PECHO

EJERCICIO C

# Pres inclinado sobre la bola suiza

Agarra un par de mancuernas y acuéstate sobre la bola, con la cabeza y el cuello apoyados en ella. Deja caer las caderas casi hasta el piso. Empuja las mancuernas juntas hacia arriba, con los codos ligeramente doblados. Respira con resoplidos a medida que bajas las mancuernas mientras cuentas hasta 10. Mantén la posición durante 2 segundos en el PMT. Empuja las mancuernas hacia arriba, hacia la posición inicial, mientras cuentas hasta 10. Sin descansar, repite tres veces.

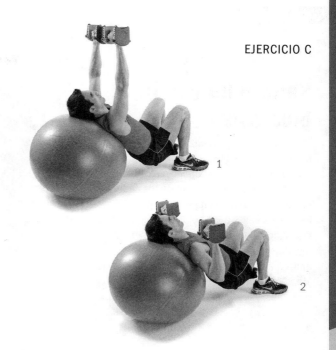

ABDOMINALES

EJERCICIO D

# Contracción abdominal con elevación parcial del tronco

Acuéstate boca arriba. Coloca las manos detrás de la cabeza para sostener el cuello. Dobla una rodilla, pero mantén la otra pierna recta. Respira con resoplidos a medida que contraes los músculos abdominales y elevas parcialmente el tronco en dirección a las rodillas mientras cuentas hasta 10. Mantén la posición y tensa los músculos durante 2 segundos en el PMT. Regresa a la posición inicial mientras cuentas hasta 10. Sin descansar, repite una vez más. Cambia la pierna y haz dos repeticiones más, para un total de cuatro.

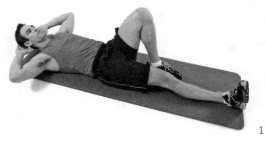

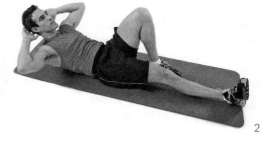

## PIERNAS

EJERCICIO A

# Sentadilla con la bola suiza

Coloca la bola contra una pared y sitúate de forma que apoyes la parte baja de la espalda contra la bola. Párate con los pies separados a una distancia igual al ancho de tus caderas, aproximadamente a un pie de la pared. Cruza los brazos frente a los hombros. Respira con resoplidos a medida que haces la sentadilla mientras cuentas hasta 10, hasta llegar aproximadamente a un ángulo de 90 grados. Mantén la posición en el PMT durante 2 segundos, y luego regresa a la posición inicial mientras cuentas hasta 10. Sin descansar, repite tres veces.

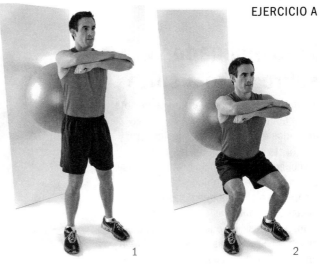

1

2

## ESPALDA

EJERCICIO B

# Remo inclinado hacia el frente

Agarra un par de mancuernas por arriba (mira la foto), con los brazos extendidos y las palmas de las manos mirando hacia atrás. Párate con los pies separados a una distancia igual al ancho de tus caderas. Dóblate por la cintura como si trataras de amarrarte los zapatos. Levanta la cabeza y el pecho para que la espalda quede ligeramente arqueada. Dobla ligeramente las rodillas. Respira con resoplidos a medida que levantas las mancuernas con un movimiento fluido de remaje mientras cuentas hasta 10, sin separar los codos del cuerpo. Mantén los omóplatos juntos y tensos en el PMT durante 2. Baja los brazos a la posición inicial mientras cuentas hasta 10. Sin descansar, repite tres veces.

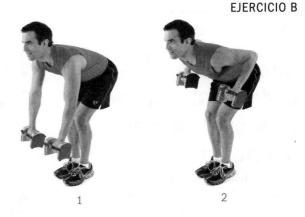

1

2

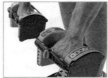

**AGARRE POR ARRIBA**

**CLAVE: PTM:** Punto Máximo de Tensión. **Técnica de respiración con resoplidos:** Inhala mientras cuentas hasta 10 y exhala con resoplidos breves. **Horario:** Cada ejercicio debe tomar 90 segundos, y cada circuito debe tomar 6 minutos.

## PECHO

EJERCICIO C

# Plancha sobre las rodillas

Ponte de manos y rodillas, con las rodillas separadas a una distancia igual al ancho de tus caderas. Las manos deben estar separadas a una distancia ligeramente superior al ancho de tus hombros, y los dedos y las muñecas deben apuntar hacia el frente. Respira con resoplidos a medida que bajas el pecho hacia el piso mientras cuentas hasta 10. Mantén la posición durante 2 segundos en el PMT. Empuja el cuerpo hacia atrás, hacia la posición inicial, mientras cuentas hasta 10, y mantén los codos ligeramente doblados cuando llegues arriba. Sin descansar, repite tres veces.

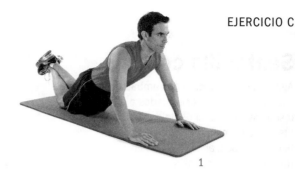

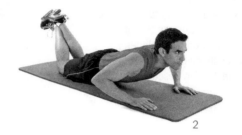

## ABDOMINALES

EJERCICIO D

# Contracción abdominal en la silla

Siéntate en el borde delantero de una silla o una banqueta. Lleva las manos hacia atrás y agarra los lados de la silla. Extiende las piernas hacia afuera y reclina el cuerpo hacia atrás. Respira con resoplidos a medida que recoges las piernas ligeramente, hacia dentro y hacia arriba, en dirección al pecho, mientras cuentas hasta 10. Mantén la posición y tensa los músculos en el PMT durante 2 segundos. Regresa las piernas a su posición inicial mientras cuentas hasta 10. Sin descansar, repite tres veces.

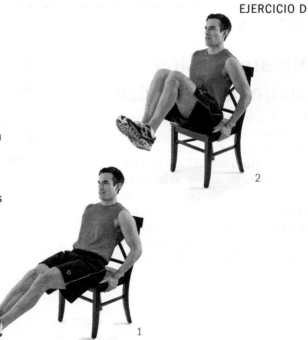

## PIERNAS

# Sentadilla con plié

Agarra una mancuerna con ambas manos y párate con los pies separados a una distancia que sea el doble del ancho de tus hombros, con los dedos de los pies hacia los lados, alineados con las rodillas. Respira con resoplidos a medida que haces la sentadilla (como si te sentaras en una silla) mientras cuentas hasta 10. Mantén la posición durante 2 segundos en el PMT. Empuja con los talones y regresa a la posición inicial mientras cuentas hasta 10. Sin descansar, repite tres veces.

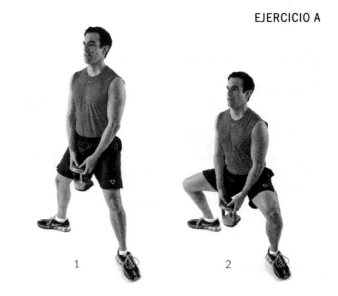

1        2

## ESPALDA

# Hiperextensión sobre la bola suiza

Échate de frente sobre la bola, con las caderas apoyadas en ella y las manos detrás de la cabeza. Dóblate por la cintura. Respira con resoplidos a medida que elevas el torso mientras cuentas hasta 10, sirviéndote de la parte inferior de la espalda. Mantén la posición durante 2 segundos en el PMT. Regresa a la posición inicial mientras cuentas hasta 10. Sin descansar, repite tres veces.

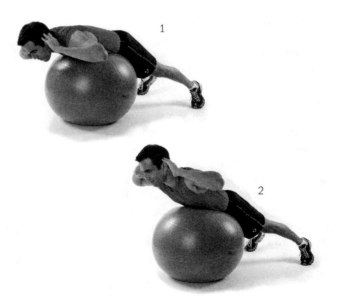

1

2

**CLAVE: PTM:** Punto Máximo de Tensión. **Técnica de respiración con resoplidos:** Inhala mientras cuentas hasta 10 y exhala con resoplidos breves. **Horario:** Cada ejercicio debe tomar 90 segundos, y cada circuito debe tomar 6 minutos.

## PECHO

# Vuelo horizontal con mancuernas sobre la bola suiza

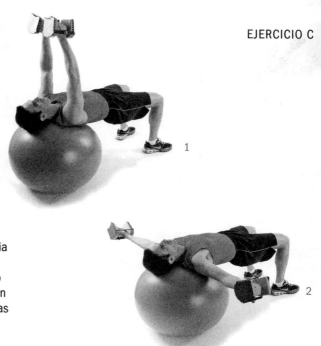

1

2

Agarra un par de mancuernas y acuéstate sobre la bola, con la cabeza y el cuello apoyados en ella. Extiende las mancuernas por encima del pecho, con las palmas frente a frente y los codos ligeramente doblados. Respira con resoplidos a medida que mueves las mancuernas hacia abajo y hacia afuera mientras cuentas hasta 10. Mantén la posición durante 2 segundos en el PMT, y luego alza las mancuernas a la posición inicial, con un movimiento de "abrazo de oso" mientras cuentas hasta 10. Sin descansar, repite tres veces.

## ABDOMINALES

# Giro con barra

Párate con las piernas separadas aproximadamente tres pies. Ponte una barra (o una escoba) en la parte posterior de los hombros, agárrala firmemente con las manos y gira el torso hacia un lado. Con la barbilla hacia arriba y los músculos abdominales bien tensos, respira con resoplidos a medida que giras lentamente hacia el otro lado mientras cuentas hasta 10. En el PMT del giro, mantén la posición y tensa los abdominales durante 2 segundos. Regresa a la posición inicial mientras cuentas hasta 10. Sin descansar, repite tres veces. (Si puedes hacer más de cuatro repeticiones, es que no estás tensando tus músculos abdominales lo bastante fuerte durante el ejercicio.)

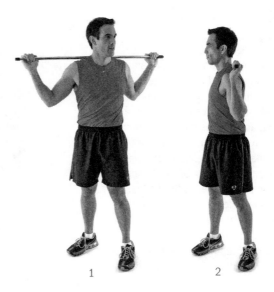

1

2

**FINAL**

## HOMBROS

EJERCICIO A

# Pres de hombros, de pie

Agarra un par de mancuernas y párate con los pies ligeramente separados y las rodillas ligeramente dobladas, con la espalda recta, los músculos abdominales tensos y la barbilla erguida. Extiende las mancuernas juntas hacia arriba, directamente sobre tu cabeza, con las palmas hacia el frente. Respira con resoplidos a medida que bajas las pesas mientras cuentas hasta 10. Mantén la posición durante 2 segundos en el PMT (al nivel de la barbilla). Empuja las mancuernas hacia su posición inicial mientras cuentas hasta 10. Sin descansar, repite tres veces.

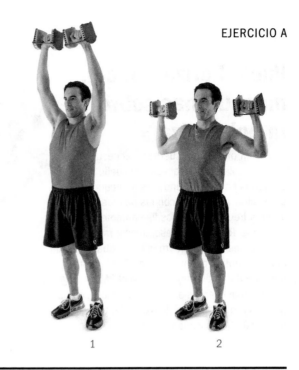

1          2

## BÍCEPS

EJERCICIO B

# Flexión de brazos, de pie

Agarra un par de mancuernas y párate con los pies separados a una distancia igual al ancho de tus hombros, con los brazos extendidos a los lados, las palmas mirando al frente y las rodillas ligeramente dobladas. Respira con resoplidos a medida que elevas las mancuernas mientras cuentas hasta 10, hasta llegar a pasarte un poquito de los 90 grados. Mantén la posición y tensa los músculos durante 2 segundos en el PMT. Baja las mancuernas mientras cuentas hasta 10. Sin descansar, repite tres veces. (Mantén los codos pegados a los costados de tu cuerpo a lo largo de todo el ejercicio.)

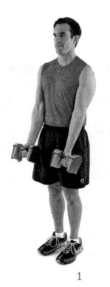 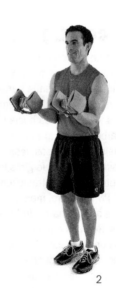

1          2

**CLAVE: PTM:** Punto Máximo de Tensión. **Técnica de respiración con resoplidos:** Inhala mientras cuentas hasta 10 y exhala con resoplidos breves. **Horario:** Cada ejercicio debe tomar 90 segundos, y cada circuito debe tomar 6 minutos.

## TRÍCEPS

EJERCICIO C

# Fondo en la silla

Siéntate en el borde delantero de una silla o una banqueta, con las manos hacia atrás, agarrando el frente de la silla, y los dedos hacia el frente. Flexiona los pies de manera que el peso de tu cuerpo caiga sobre los talones, y deslízate de la silla. Respira con resoplidos a medida que vas bajando el cuerpo mientras cuentas hasta 10. Mantén la posición durante 2 segundos en el PMT. Empújate hacia arriba hasta llegar a la posición inicial, mientras cuentas hasta 10. Sin descansar, repite tres veces.

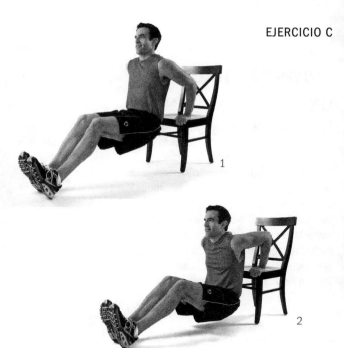

## ABDOMINALES

EJERCICIO D

# Extensión hasta los dedos de los pies

Acuéstate boca arriba. Cruza las piernas, flexiona los pies y extiende las piernas hacia arriba. Con los brazos extendidos y la barbilla erguida, respira con resoplidos a medida que contraes los músculos abdominales tratando de tocar los dedos de tus pies con los dedos de tus manos mientras cuentas hasta 10. Mantén la posición y tensa los músculos durante 2 segundos en el PMT. Ve bajando hacia la posición inicial, sin que los omóplatos toquen el piso, mientras cuentas hasta 10. Sin descansar, repite tres veces.

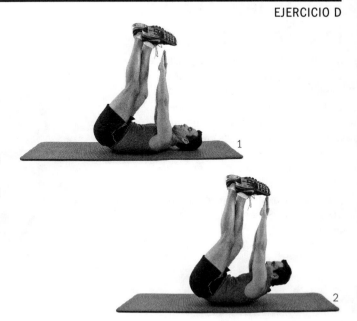

## HOMBROS

# Elevación lateral, de pie

Agarra un par de mancuernas y párate con los pies juntos, la espalda recta y los músculos abdominales tensos. Con los brazos a los lados y los codos ligeramente doblados, respira con resoplidos a medida que elevas las mancuernas mientras cuentas hasta 10. Mantén la posición y tensa los músculos en el PMT (posición T) durante 2 segundos. Baja las pesas hasta la posición inicial mientras cuentas hasta 10. Sin descansar, repite tres veces.

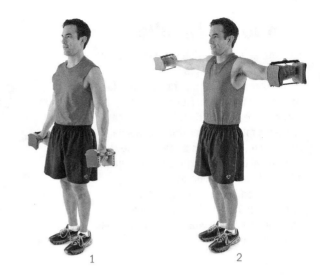

1          2

## BÍCEPS

# Flexión lateral sobre la bola suiza

Agarra un par de mancuernas y siéntate en la bola. Con los brazos hacia abajo, extendidos a los lados, las palmas hacia arriba y los codos pegados a tu cuerpo, respira con resoplidos a medida que elevas las pesas mientras cuentas hasta 10 segundos. Mantén la posición y tensa los músculos durante 2 segundos en el PMT. Baja las mancuernas hacia su posición inicial mientras cuentas hasta 10 segundos. Sin descansar, repite tres veces.

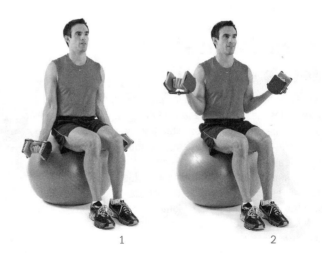

1          2

**CLAVE: PTM:** Punto Máximo de Tensión. **Técnica de respiración con resoplidos:** Inhala mientras cuentas hasta 10 y exhala con resoplidos breves. **Horario:** Cada ejercicio debe tomar 90 segundos, y cada circuito debe tomar 6 minutos.

## TRÍCEPS

EJERCICIO C

# Pres francés con mancuernas sobre la bola suiza

Agarra un par de mancuernas y acuéstate sobre la bola de manera que la cabeza y el cuello queden apoyados en ella. Extiende las mancuernas hacia arriba, con las palmas frente a frente. Inclina ligeramente los brazos hacia la cabeza, unas 2 pulgadas. Respira con resoplidos a medida que doblas los codos y bajas las mancuernas mientras cuentas hasta 10. Mantente en el PMT, alrededor de una pulgada por encima de la frente, durante 2 segundos. Eleva las mancuernas hacia la posición inicial mientras cuentas hasta 10. Sin descansar, repite tres veces.

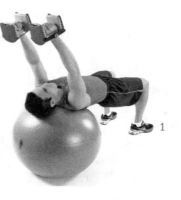

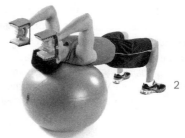

## ABDOMINALES

EJERCICIO D

# Contracción abdominal sobre la bola suiza

Siéntate sobre la bola y pon los pies sobre el piso. Adelanta los pies hasta que las caderas queden ligeramente más bajas que las rodillas, pero sin que la parte trasera de la espalda deje de estar firmemente apoyada en la bola. Lleva las manos hacia atrás de tu cabeza para darle apoyo al cuello. Respira con resoplidos y, usando solamente tus músculos abdominales, contráelos lentamente mientras cuentas hasta 10. Mantén la posición y tensa los músculos en el PMT durante 2 segundos. Ve bajando el cuerpo hacia atrás, regresando hacia la posición inicial mientras cuentas hasta 10. Sin descansar, repite tres veces.

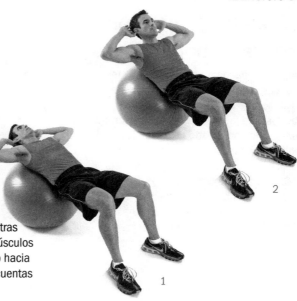

## HOMBROS

EJERCICIO A

# Levantamiento de deltoides hacia atrás, sentado

Agarra un par de mancuernas y siéntate en el borde delantero de una silla o banqueta. Inclínate hacia el frente hasta que el pecho casi toque las rodillas, y baja las mancuernas de modo que los brazos te queden colgando justo detrás de los talones, con las palmas frente a frente. Respira con resoplidos a medida que elevas las pesas mientras cuentas hasta 10. Mantén la posición y tensa los músculos durante 2 segundos en el PMT. Regresa las mancuernas a la posición inicial mientras cuentas hasta 10. Sin descansar, repite tres veces.

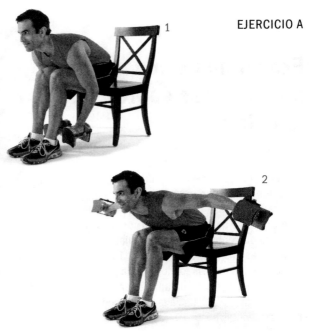

## BÍCEPS

EJERCICIO B

# Flexión predicador sobre la bola suiza

Agarra un par de mancuernas y déjate caer de rodillas sobre la bola, con una distancia de 6 a 8 pulgadas entre los brazos. Alza las mancuernas hasta formar un ángulo aproximado de 90 grados. Respira con resoplidos a medida que bajas las pesas mientras cuentas hasta 10. Mantén la posición en el PMT durante 2 segundos. Alza las mancuernas a la posición inicial mientras cuentas hasta 10. Sin descansar, repite tres veces.

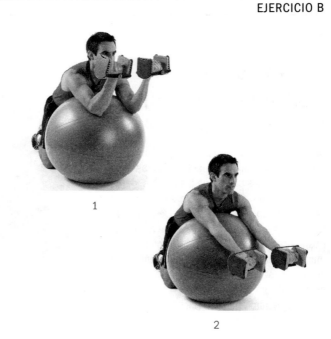

**CLAVE: PTM:** Punto Máximo de Tensión. **Técnica de respiración con resoplidos:** Inhala mientras cuentas hasta 10 y exhala con resoplidos breves. **Horario:** Cada ejercicio debe tomar 90 segundos, y cada circuito debe tomar 6 minutos.

## TRÍCEPS

EJERCICIO C

# Extensión de tríceps hacia atrás, de pie

Párate con una mancuerna en cada mano, los pies separados a una distancia igual al ancho de tus hombros, y con las rodillas ligeramente dobladas. Dóblate por la cintura como si te estuvieras amarrando un zapato, y alza la cabeza y el pecho para que la espalda se arquee ligeramente. Dobla los brazos y eleva los codos lo más alto que puedas. Respira con resoplidos a medida que extiendes las mancuernas hacia atrás, mientras cuentas hasta 10. Mantén la posición y tensa los músculos en el PMT durante 2 segundos. Regresa a la posición inicial mientras cuentas hasta 10. Sin descansar, repite tres veces.

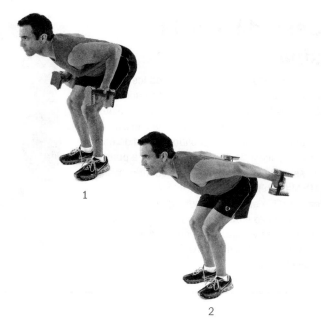

1

2

---

## ABDOMINALES

EJERCICIO D

# Rotación oblicua, acostado

Acuéstate boca arriba, con los brazos extendidos hacia fuera y las palmas hacia abajo. Alza las rodillas hasta un ángulo de 90 grados y déjalas caer a un lado. Respira con resoplidos a medida que rotas las rodillas hacia el otro lado mientras cuentas hasta 10 . Mantén la posición y tensa los músculos durante 2 segundos en el PMT, a una pulgada de distancia del piso. Luego rota hacia el otro lado mientras cuentas hasta 10. Sin descansar, repite tres veces.

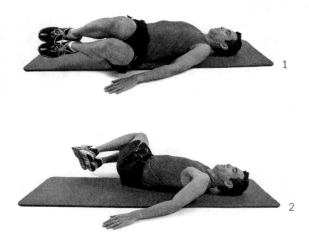

1

2

FINAL

## PIERNAS

EJERCICIO A

# Sentadilla en la silla

Párate de espaldas a una silla, con los pies a una distancia igual al ancho de las caderas. Cruza los brazos, mantén la espalda recta, los músculos abdominales tensos y la cabeza erguida. Respira con resoplidos a medida que te vas agachando como si estuvieras a punto de sentarte en la silla mientras cuentas hasta 10. Mantén la posición durante 2 segundos en el PMT, a unas 2 pulgadas de distancia de la silla. Luego empuja con los talones para incorporarte y regresa a la posición inicial mientras cuentas hasta 10. Sin descansar, repite tres veces.

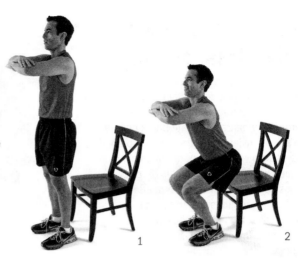

## ESPALDA

EJERCICIO B

# Extensión de hombros sobre la bola suiza

Agarra una mancuerna con las dos manos, al estilo diamante (mira la foto). Acuéstate sobre la bola, con la cabeza y el cuello apoyados en ella. Mantén las caderas levantadas y los músculos abdominales tensos durante todo el ejercicio. Extiende la mancuerna por encima del pecho, doblando ligeramente los codos. Respira con resoplidos a medida que bajas la mancuerna por detrás de tu cabeza mientras cuentas hasta 10. Mantén la posición durante 2 segundos en el PMT. Alza de nuevo la pesa hacia la posición inicial mientras cuentas hasta 10. Sin descansar, repite tres veces. (Lo mucho que puedas estirar los brazos determinará tu PMT.)

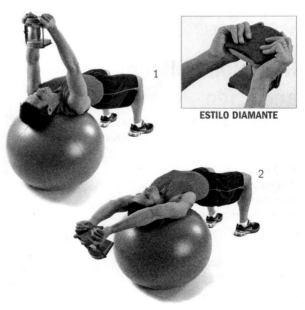

ESTILO DIAMANTE

**CLAVE: PTM:** Punto Máximo de Tensión. **Técnica de respiración con resoplidos:** Inhala mientras cuentas hasta 10 y exhala con resoplidos breves. **Horario:** Cada ejercicio debe tomar 90 segundos, y cada circuito debe tomar 6 minutos.

## PECHO

# Plancha inclinada

Apóyate contra una pared o unas escaleras de modo que el torso quede por encima de la altura de los pies. Mantén la cabeza erguida, la espalda recta y los músculos abdominales tensos. Respira con resoplidos a medida que vas bajando el cuerpo mientras cuentas hasta 10. Mantén la posición en el PMT durante 2 segundos. Regresa a la posición inicial mientras cuentas hasta 10. Sin descansar, repite tres veces.

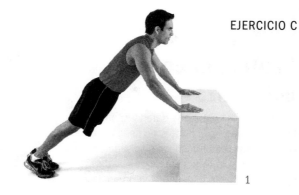

1

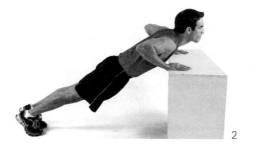

2

## ABDOMINALES

# Contracción abdominal inversa

Acuéstate boca arriba, con las manos a los lados y las palmas hacia abajo. Eleva los talones de manera que queden a unas dos pulgadas del piso. Mantén la barbilla elevada y los músculos abdominales tensos. Respira con resoplidos a medida que halas las rodillas hacia arriba, sirviéndote de los músculos abdominales inferiores, mientras cuentas hasta 10. Mantén la posición y tensa los músculos durante 2 segundos en el PMT. Ve bajando el cuerpo hacia la posición inicial mientras cuentas hasta 10. Sin descansar, repite tres veces.

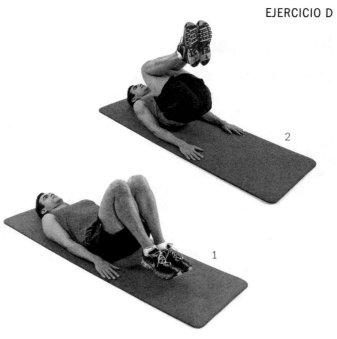

2

1

## PIERNAS

# Sentadilla con la bola suiza

Coloca la bola contra una pared y sitúate de forma que apoyes la parte baja de la espalda sobre la bola. Párate con los pies separados a una distancia igual al ancho de tus caderas, aproximadamente a un pie de la pared. Cruza los brazos frente a los hombros. Respira con resoplidos a medida que haces la sentadilla mientras cuentas hasta 10, hasta llegar aproximadamente a un ángulo de 90 grados. Mantén la posición en el PMT durante 2 segundos. Luego, empuja con los talones para regresar a la posición inicial mientras cuentas hasta 10. Sin descansar, repite tres veces.

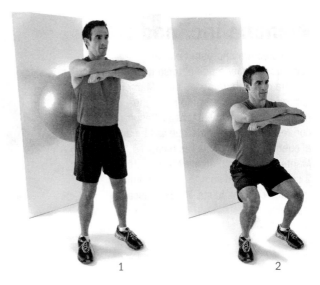

1    2

## ESPALDA

# Remo inclinado hacia el frente (agarre por debajo)

Agarra un par de mancuernas por debajo (mira la foto) y extiende los brazos. Dóblate por la cintura como si trataras de amarrarte los zapatos. Levanta la cabeza y el pecho para que la espalda quede ligeramente arqueada. Dobla ligeramente las rodillas. Respira con resoplidos a medida que levantas las mancuernas con un movimiento fluido de remaje mientras cuentas hasta 10, sin separar los codos del cuerpo. Mantén los omóplatos juntos y tensos en el PMT durante 2 segundos. Baja los brazos a la posición inicial mientras cuentas hasta 10. Sin descansar, repite tres veces.

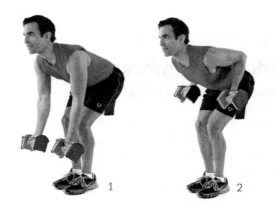

1    2

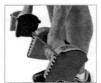

**AGARRE POR DEBAJO**

**CLAVE: PTM:** Punto Máximo de Tensión. **Técnica de respiración con resoplidos:** Inhala mientras cuentas hasta 10 y exhala con resoplidos breves. **Horario:** Cada ejercicio debe tomar 90 segundos, y cada circuito debe tomar 6 minutos.

## PECHO

EJERCICIO C

# Vuelo de mancuernas inclinado sobre la bola suiza

Agarra un par de mancuernas y acuéstate sobre la bola, con la cabeza y el cuello apoyados en ella. Rueda la bola hasta que tus caderas caigan casi hasta el piso. Extiende las mancuernas por encima del pecho, con las palmas frente a frente y los codos ligeramente doblados. Respira con resoplidos a medida que bajas las mancuernas mientras cuentas hasta 10. Mantén la posición durante 2 segundos en el PMT. Alza las mancuernas hacia la posición inicial con un movimiento de "abrazo de oso" mientras cuentas hasta 10. Sin descansar, repite tres veces.

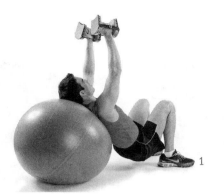

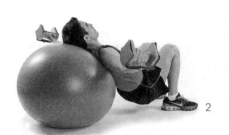

## ABDOMINALES

EJERCICIO D

# Contracción abdominal sobre la bola suiza, con los pies elevados

Siéntate sobre la bola, a unos 2 pies de una pared, con los brazos cruzados. Adelanta los pies y colócalos contra la pared. Respira con resoplidos a medida que haces una contracción abdominal mientras cuentas hasta 10, sirviéndote solamente de los músculos abdominales. Mantén la posición durante 2 segundos en el PMT. Luego, regresa a la posición inicial mientras cuentas hasta 10. Sin descansar, repite tres veces.

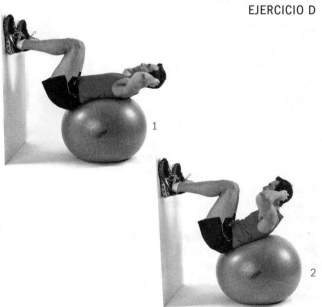

## PIERNAS

EJERCICIO A

# Extensión de los glúteos sobre la bola suiza

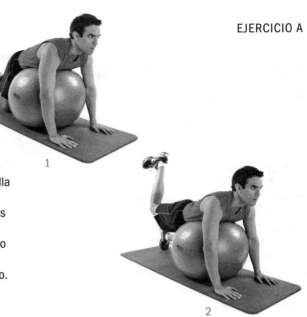

1

Échate de frente sobre la bola, con las manos y rodillas sobre la colchoneta. Lleva el talón del pie hacia arriba, apuntado hacia el techo, con la rodilla doblada, mientras cuentas hasta 10. Mantén la posición y tensa los músculos durante 2 segundos en el PMT. Luego, baja la pierna hasta la posición inicial mientras cuentas hasta 10. Repite de nuevo con la misma pierna. Sin descansar, cambia de pierna y haz dos repeticiones más con el otro lado.

2

---

## ESPALDA

EJERCICIO B

# Hiperextensión inversa

Échate boca abajo sobre la bola hasta que te quede debajo de las caderas y el torso esté ligeramente inclinado hacia el piso. Coloca las palmas sobre el piso, separadas a una distancia igual al ancho de tus hombros. Con las piernas juntas, respira con resoplidos a medida que levantas los talones en dirección al techo, sirviéndote de la parte baja de la espalda y los tendones de las corvas. Levanta los talones mientras cuentas hasta 10. Mantén la posición y tensa los músculos en el PMT durante 2 segundos. Con las piernas juntas, ve bajando hacia la posición inicial mientras cuentas hasta 10, a unas 2 pulgadas del piso. Sin descansar, repite tres veces.

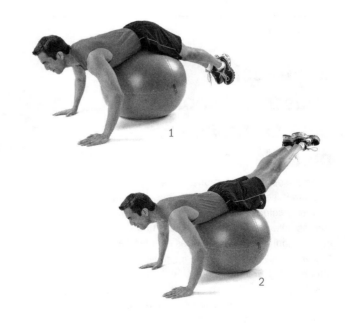

1

2

**CLAVE: PTM:** Punto Máximo de Tensión. **Técnica de respiración con resoplidos:** Inhala mientras cuentas hasta 10 y exhala con resoplidos breves. **Horario:** Cada ejercicio debe tomar 90 segundos, y cada circuito debe tomar 6 minutos.

## PECHO

EJERCICIO C

# Pres horizontal sobre la bola suiza

Agarra un par de mancuernas y acuéstate sobre la bola de forma que los omóplatos descansen cómodamente sobre ella. Extiende los brazos hacia arriba y empuja las mancuernas, juntas, en dirección al techo. Respira con resoplidos a medida que bajas las mancuernas mientras cuentas hasta 10. Mantén la posición durante 2 segundos en el PMT, aproximadamente a 1 pulgada por encima del pecho. Empuja las mancuernas hacia arriba y juntas hacia la posición inicial mientras cuentas hasta 10. Sin descansar, repite tres veces.

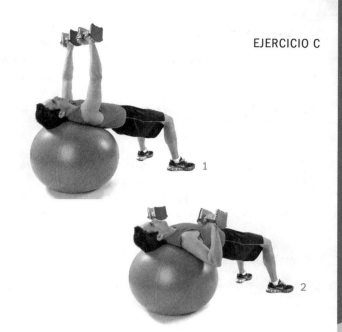

## ABDOMINALES

EJERCICIO D

# Giro oblicuo con pesas sobre la bola suiza

Siéntate sobre la bola y, con las dos manos, agarra una mancuerna y sitúala justo debajo de la barbilla. Adelanta los pies hasta que las caderas te queden ligeramente más bajas que el pecho. Mantén los músculos abdominales tensos y la barbilla erguida. Gira hacia un lado para comenzar el ejercicio. Lentamente, gira el torso al otro lado mientras cuentas hasta 10. Mantén la posición y tensa los músculos durante 2 segundos en el PMT. Luego gira hacia el otro lado mientras cuentas hasta 10. Sin descansar, repite tres veces.

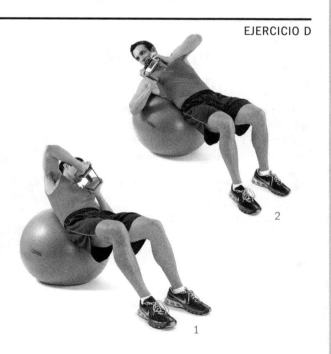

FINAL

## HOMBROS

EJERCICIO A

# Pres de hombros sobre la bola suiza

Agarra un par de mancuernas y siéntate sobre la bola con la espalda recta, los músculos abdominales tensos y la barbilla erguida. Extiende las mancuernas juntas hacia arriba, directamente sobre tu cabeza, con las palmas hacia el frente. Respira con resoplidos a medida que bajas las pesas mientras cuentas hasta 10. Mantén la posición durante 2 segundos en el PMT (al nivel de la barbilla). Empuja las mancuernas hacia su posición inicial mientras cuentas hasta 10. Sin descansar, repite tres veces.

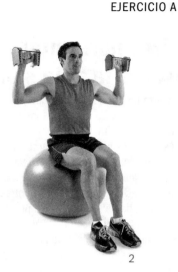
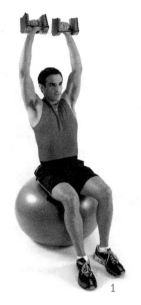

1    2

---

## BÍCEPS

EJERCICIO B

# Flexión lateral sobre la bola suiza

Agarra un par de mancuernas y siéntate sobre la bola. Con los brazos hacia abajo, extendidos a los lados, las palmas hacia arriba y los codos pegados al cuerpo, respira con resoplidos a medida que elevas las pesas mientras cuentas hasta 10. Mantén la posición y tensa los músculos durante 2 segundos en el PMT. Baja las mancuernas hacia su posición inicial mientras cuentas hasta 10. Sin descansar, repite tres veces.

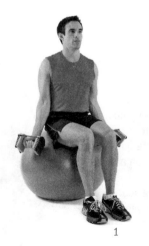
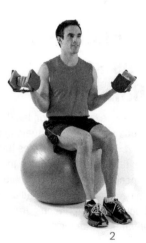

1    2

---

**CLAVE: PTM:** Punto Máximo de Tensión. **Técnica de respiración con resoplidos:** Inhala mientras cuentas hasta 10 y exhala con resoplidos breves. **Horario:** Cada ejercicio debe tomar 90 segundos, y cada circuito debe tomar 6 minutos.

## TRÍCEPS

EJERCICIO C

# Extensión de tríceps hacia atrás sobre la bola suiza

Agarra una mancuerna con las dos manos, al estilo diamante. Siéntate sobre la bola, con el pecho erguido, la espalda recta y los pies separados a la misma distancia que el ancho de tus hombros. Extiende los brazos, doblando ligeramente los codos y con los bíceps bien pegados a tu cabeza. Respira con resoplidos a medida que bajas la mancuerna por detrás de tu cabeza mientras cuentas hasta 10. Mantén la posición durante 2 segundos en el PMT, cuando tus codos hayan alcanzado un ángulo de 90 grados. Alza de nuevo la pesa hacia la posición inicial mientras cuentas hasta 10. Sin descansar, repite tres veces.

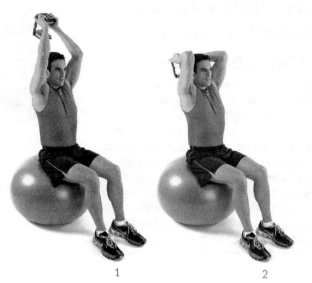

1                    2

## ABDOMINALES

EJERCICIO D

# Extensión hasta los dedos de los pies

Acuéstate boca arriba. Cruza las piernas, flexiona los pies y extiende las piernas hacia arriba hasta que formen un ángulo de 90 grados con el torso. Extiende los brazos y mantén la barbilla elevada. Respira con resoplidos a medida que contraes los músculos abdominales tratando de tocar los dedos de los pies con los dedos de tus manos mientras cuentas hasta 10. Mantén la posición durante 2 segundos en el PMT, y luego ve bajando hacia la posición inicial, mientras cuentas hasta 10. No dejes que la parte superior de la espalda toque el piso. Sin descansar, repite tres veces.

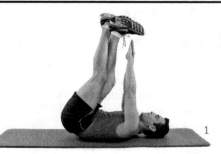

1

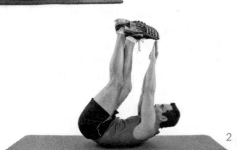

2

## HOMBROS

# Levantamiento de deltoides hacia atrás, sentado

Agarra un par de mancuernas y siéntate en el borde delantero de una silla o banqueta. Inclínate hacia delante hasta que el pecho casi toque las rodillas, y baja las mancuernas de modo que los brazos te queden colgando justo detrás de los talones, con las palmas frente a frente. Respira con resoplidos a medida que elevas las mancuernas mientras cuentas hasta 10. Mantén la posición y tensa los músculos durante 2 segundos en el PMT. Regresa las mancuernas a la posición inicial mientras cuentas hasta 10. Sin descansar, repite tres veces.

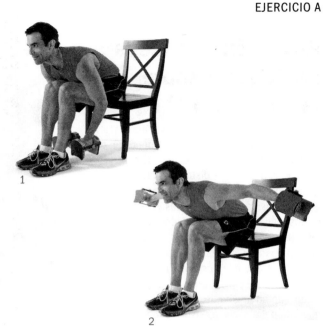

## BÍCEPS

# Flexión predicador sobre la bola suiza

Agarra un par de mancuernas y déjate caer de frente sobre la bola, de rodillas y con una distancia de 6 a 8 pulgadas entre los brazos. Respira con resoplidos a medida que alzas las mancuernas mientras cuentas hasta 10, hasta un ángulo aproximado de 90 grados. Mantén la posición y tensa los músculos en el PMT durante 2 segundos. Baja las mancuernas hacia la posición inicial mientras cuentas hasta 10. Sin descansar, repite tres veces.

**CLAVE: PTM:** Punto Máximo de Tensión. **Técnica de respiración con resoplidos:** Inhala mientras cuentas hasta 10 y exhala con resoplidos breves. **Horario:** Cada ejercicio debe tomar 90 segundos, y cada circuito debe tomar 6 minutos.

## TRÍCEPS

EJERCICIO C

# Plancha sobre las rodillas, manos en diamante

Ponte de manos y rodillas, con las manos en posición diamante. Cruza los tobillos mientras te balanceas sobre las rodillas y extiendes los brazos. Con la espalda recta y los músculos abdominales tensos, respira con resoplidos a medida que bajas el cuerpo hacia el piso mientras cuentas hasta 10, dejando que los codos se muevan hacia fuera. Mantén la posición durante 2 segundos en el PMT, a unas 2 pulgadas del piso. Regresa a la posición inicial mientras cuentas hasta 10. Sin descansar, repite tres veces.

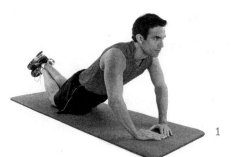

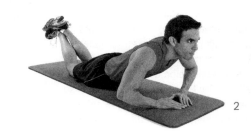

---

## ABDOMINALES

EJERCICIO D

# Contracción abdominal en V

Siéntate sobre el piso, con los brazos ligeramente hacia atrás, los codos doblados y las puntas de los dedos hacia ti. Comienza con las rodillas juntas, las piernas extendidas y los talones a unas 2 pulgadas del piso. Deja caer un poco hacia atrás el peso de la parte superior de tu cuerpo, apoyándote en las palmas de las manos. Respira con resoplidos a medida que halas las rodillas hacia el pecho mientras cuentas hasta 10. Mantén la posición y tensa los músculos durante 2 segundos en el PMT. Regresa a la posición inicial mientras cuentas hasta 10, sin quitar la tensión de los músculos abdominales. Sin descansar, repite tres veces.

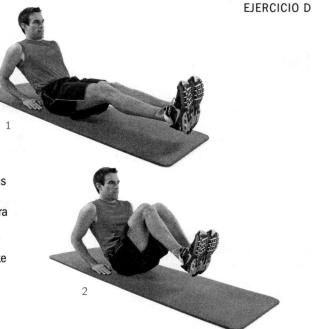

## HOMBROS

# Elevación lateral inversa

Agarra un par de mancuernas y siéntate sobre la bola, con la espalda recta y los músculos abdominales tensos. Extiende los brazos por encima de la cabeza, con los codos ligeramente doblados y las palmas frente a frente. Respira con resoplidos a medida que bajas las mancuernas por los lados, mientras cuentas hasta 10; mantén las palmas hacia arriba durante todo el movimiento. Sostén la posición durante 2 segundos en el PMT, con los brazos paralelos al piso. Regresa a la posición inicial mientras cuentas hasta 10. Sin descansar, repite tres veces.

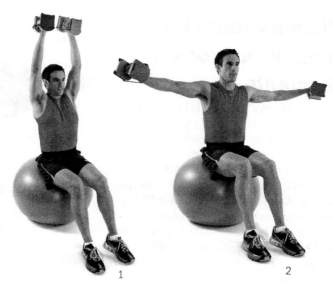

1      2

## BÍCEPS

# Flexión de martillo, de pie

Agarra un par de mancuernas y párate con los pies separados a una distancia igual al ancho de tus hombros, con los brazos extendidos a los lados, las palmas frente a frente y las rodillas ligeramente dobladas. Respira con resoplidos a medida que elevas las mancuernas mientras cuentas hasta 10; mantén las palmas frente a frente. Sostén la posición y tensa los músculos durante 2 segundos en el PMT. Baja las mancuernas hacia la posición inicial mientras cuentas hasta 10. Sin descansar, repite tres veces.

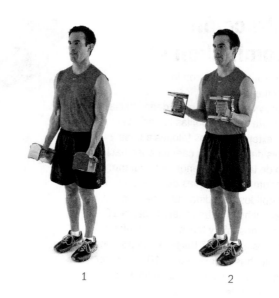

1      2

**CLAVE: PTM:** Punto Máximo de Tensión. **Técnica de respiración con resoplidos:** Inhala mientras cuentas hasta 10 y exhala con resoplidos breves. **Horario:** Cada ejercicio debe tomar 90 segundos, y cada circuito debe tomar 6 minutos.

## TRÍCEPS

EJERCICIO C

# Fondo en la silla

Siéntate en el borde delantero de una silla o una banqueta, con las manos cerca de los costados de tu cuerpo y los dedos hacia el frente. Con las piernas extendidas, flexiona los pies de manera que el peso de tu cuerpo caiga sobre los talones. Respira con resoplidos a medida que vas deslizando el cuerpo de la silla y lo vas bajando mientras cuentas hasta 10. Mantén la posición durante 2 segundos en el PMT. Empújate hacia arriba mientras cuentas hasta 10, hasta llegar a la posición inicial. Sin descansar, repite tres veces.

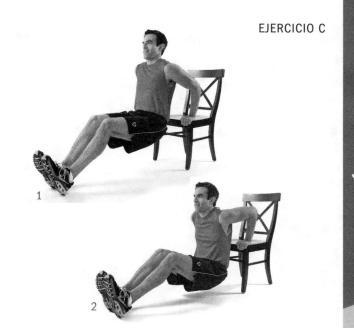

## ABDOMINALES

EJERCICIO D

# Giro ruso

Siéntate sobre el piso, con las rodillas dobladas y los pies juntos. Mantén la barbilla erguida y los músculos abdominales tensos a medida que te inclinas ligeramente hacia atrás, sirviéndote de tus músculos abdominales. Con las palmas juntas, extiende los brazos hacia fuera y gira hacia un lado para comenzar el ejercicio. Respira con resoplidos a medida que vas rotando lentamente el torso hacia un lado lo más que puedas, mientras cuentas hasta 10. Mantén la posición y tensa los músculos en el PMT durante 2 segundos. Gira de nuevo hacia el otro lado mientras cuentas hasta 10. Sin descansar, repite tres veces.

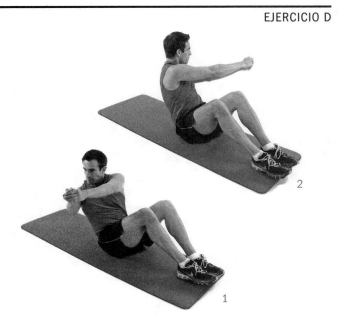

FINAL

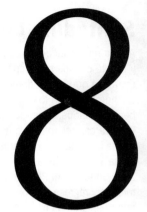

# FASE AVANZADA

## SEMANAS 3 A 8

COMIENZO

## PIERNAS

# Sentadilla con plié

Agarra una mancuerna con ambas manos y párate con los pies separados a una distancia que sea el doble del ancho de tus hombros, con los dedos de los pies hacia los lados, alineados con las rodillas. Respira con resoplidos a medida que haces la sentadilla mientras cuentas hasta 10. Mantén la posición durante 2 segundos en el PMT. Empuja con los talones y regresa a la posición inicial mientras cuentas hasta 10. Sin descansar, repite tres veces.

EJERCICIO A

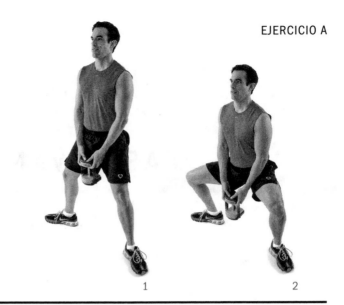

1        2

---

## ESPALDA

# Extensión de hombros sobre la bola suiza

Agarra una mancuerna con las dos manos, al estilo diamante (mira la foto). Acuéstate sobre la bola, con la cabeza y el cuello apoyados en ella. Mantén las caderas levantadas y los músculos abdominales tensos durante todo el ejercicio. Extiende la mancuerna por encima del pecho, doblando ligeramente los codos. Respira con resoplidos a medida que bajas la mancuerna por detrás de tu cabeza mientras cuentas hasta 10. Mantén la posición durante 2 segundos en el PMT. Alza de nuevo la pesa hacia la posición inicial mientras cuentas hasta 10. Sin descansar, repite tres veces.

EJERCICIO B

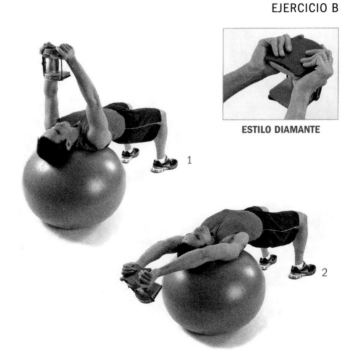

**ESTILO DIAMANTE**

1

2

---

**CLAVE: PTM:** Punto Máximo de Tensión. **Técnica de respiración con resoplidos:** Inhala mientras cuentas hasta 10 y exhala con resoplidos breves. **Horario:** Cada ejercicio debe tomar 90 segundos, y cada circuito debe tomar 6 minutos.

## PECHO

# Vuelo horizontal con mancuernas sobre la bola suiza

Agarra un par de mancuernas y acuéstate sobre la bola, con la cabeza y el cuello apoyados en ella. Extiende las mancuernas por encima del pecho, con las palmas frente a frente y los codos ligeramente doblados. Respira con resoplidos a medida que mueves las mancuernas hacia abajo y hacia afuera mientras cuentas hasta 10. Mantén la posición durante 2 segundos en el PMT. Alza las mancuernas a la posición inicial, con un movimiento de "abrazo de oso" mientras cuentas hasta 10. Sin descansar, repite tres veces.

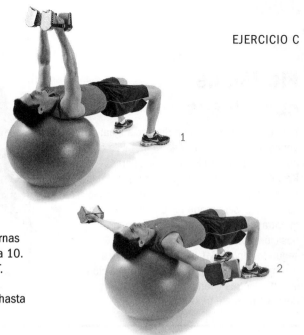

## ABDOMINALES

# Contracción abdominal en la silla

Siéntate en una silla o en una banqueta. Lleva las manos hacia atrás y agarra los lados de la silla. Extiende las piernas hacia el frente y reclina el cuerpo hacia atrás ligeramente. Respira con resoplidos a medida que recoges las piernas, hacia dentro y hacia arriba, en dirección a la barbilla, mientras cuentas hasta 10. Mantén la posición y tensa los músculos en el PMT durante 2 segundos. Regresa a la posición inicial mientras cuentas hasta 10. Sin descansar, repite tres veces.

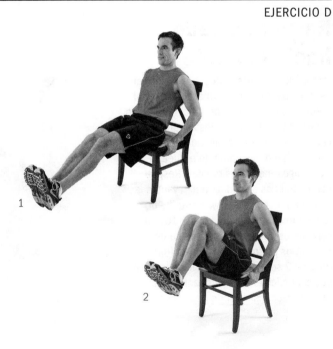

## PIERNAS

# Flexión de cuádriceps

Párate con los pies a una distancia igual al ancho de tus hombros. Agarra una silla o un punto de apoyo al nivel de las caderas. Respira con resoplidos a medida que doblas las rodillas y dejas que tu cuerpo se incline hacia atrás, separando los talones del piso mientras cuentas hasta 10. Mantén la posición y tensa los músculos durante 2 segundos en el PMT (cuando las rodillas estén cerca del piso). Regresa a la posición inicial mientras cuentas hasta 10. Sin descansar, repite tres veces.

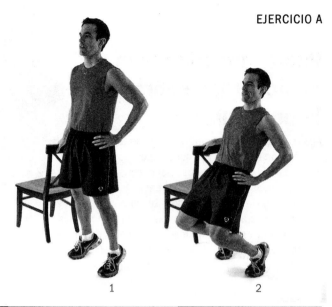

1        2

## ESPALDA

# Remo inclinado hacia el frente

Con los brazos extendidos, agarra un par de mancuernas de la manera tradicional (mira la foto). Dóblate por la cintura como si trataras de amarrarte los zapatos. Levanta la cabeza y el pecho para que la espalda quede ligeramente arqueada. Dobla ligeramente las rodillas. Respira con resoplidos a medida que levantas las mancuernas con un movimiento fluido de remaje mientras cuentas hasta 10, sin separar los codos del cuerpo. Mantén los omóplatos juntos y tensos en el PMT durante 2 segundos. Baja los brazos a la posición inicial mientras cuentas hasta 10. Sin descansar, repite tres veces.

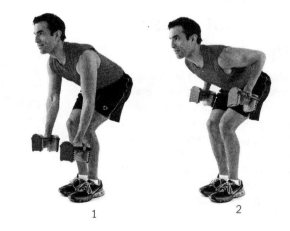

1        2

**CLAVE: PTM:** Punto Máximo de Tensión. **Técnica de respiración con resoplidos:** Inhala mientras cuentas hasta 10 y exhala con resoplidos breves. **Horario:** Cada ejercicio debe tomar 90 segundos, y cada circuito debe tomar 6 minutos.

## PECHO

EJERCICIO C

# Plancha inclinada

Apóyate contra una pared o unas escaleras de modo que el torso quede por encima del nivel de los pies. Mantén la cabeza erguida, la espalda recta y los músculos abdominales tensos. Respira con resoplidos a medida que vas bajando el cuerpo mientras cuentas hasta 10. Mantén la posición en el PMT durante 2 segundos. Regresa a la posición inicial mientras cuentas hasta 10. Sin descansar, repite tres veces.

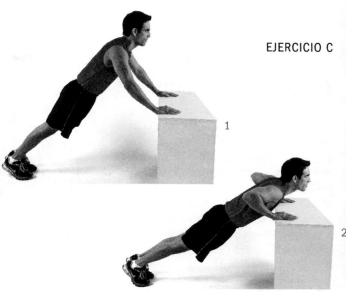

## ABDOMINALES

EJERCICIO D

# Contracción abdominal doble

Acuéstate boca arriba. Pon las manos detrás de la cabeza. Lleva los talones hacia tus sentaderas lo más que puedas. Mantén los codos apuntando hacia arriba y la barbilla erguida, los músculos abdominales tensos. Sirviéndote de los músculos abdominales superiores, respira con resoplidos a medida que haces una contracción abdominal, al tiempo que halas las rodillas hacia adentro, mientras cuentas hasta 10. Mantén la posición y tensa los músculos en el PMT durante 2 segundos. Regresa a la posición inicial mientras cuentas hasta 10, sin dejar que la parte superior de la espalda toque el piso. Sin descansar, repite tres veces.

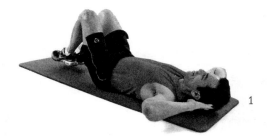

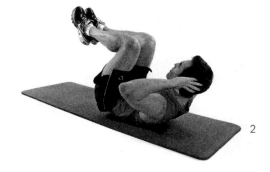

## PIERNAS

EJERCICIO A

# Tijerilla alongada

Párate y separa las piernas de manera que quede una distancia de 2 pies entre la de atrás y del frente. Mantén la espalda recta y el pecho erguido; tensa los músculos abdominales. Respira con resoplidos a medida que bajas la rodilla de atrás hacia el piso, mientras cuentas hasta 10. Mantén la posición durante 2 segundos en el PMT, aproximadamente a 1 pulgada del piso. Regresa a la posición inicial mientras cuentas hasta 10. Sin descansar, repite otra vez con la misma pierna, y luego haz 2 repeticiones más con la otra, hasta un total de 4 repeticiones. (Para evitar lesiones, asegúrate de que la rodilla del frente se mantiene alineada con los dedos de los pies y que no se dobla más de 90 grados.)

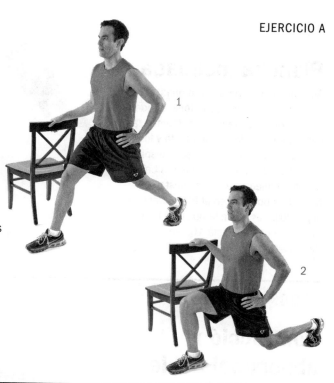

## ESPALDA

EJERCICIO B

# Hiperextensión sobre la bola suiza

Échate boca abajo sobre la bola y dóblate por la cintura, con las caderas apoyadas en la bola y las manos detrás de la cabeza. Respira con resoplidos a medida que elevas el torso mientras cuentas hasta 10, sirviéndote de los músculos de la parte inferior de la espalda para realizar el movimiento. Mantén la posición durante 2 segundos en el PMT. Regresa a la posición inicial mientras cuentas hasta 10. Sin descansar, repite tres veces.

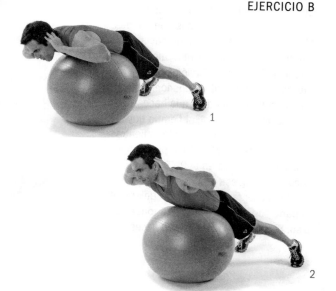

**CLAVE: PTM:** Punto Máximo de Tensión. **Técnica de respiración con resoplidos:** Inhala mientras cuentas hasta 10 y exhala con resoplidos breves. **Horario:** Cada ejercicio debe tomar 90 segundos, y cada circuito debe tomar 6 minutos.

## PECHO

EJERCICIO C

# Pres inclinado sobre la bola suiza

Agarra un par de mancuernas y acuéstate sobre la bola, con la cabeza y el cuello apoyados en ella. Deja caer las caderas casi hasta el piso. Empuja las mancuernas juntas hacia arriba, con los codos ligeramente doblados, de modo que hagas un esfuerzo con la parte superior del pecho. Respira con resoplidos a medida que bajas las mancuernas mientras cuentas hasta 10. Mantén la posición durante 2 segundos en el PMT. Empuja las mancuernas hacia arriba, hacia la posición inicial, mientras cuentas hasta 10. Sin descansar, repite tres veces.

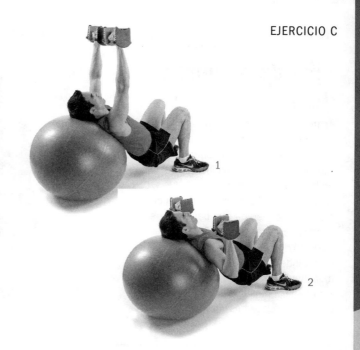

## ABDOMINALES

EJERCICIO D

# Giro oblicuo con pesas sobre la bola suiza

Agarra una mancuerna, sitúala justo debajo de la barbilla y siéntate sobre la bola. Adelanta los pies hasta que las caderas te queden ligeramente más bajas que el pecho. Mantén los músculos abdominales tensos y la barbilla erguida. Gira hacia un lado para comenzar el ejercicio. Lentamente, gira el torso al otro lado mientras cuentas hasta 10. Mantén la posición y tensa los músculos durante 2 segundos en el PMT. Luego gira hacia el otro lado mientras cuentas hasta 10. Sin descansar, repite tres veces.

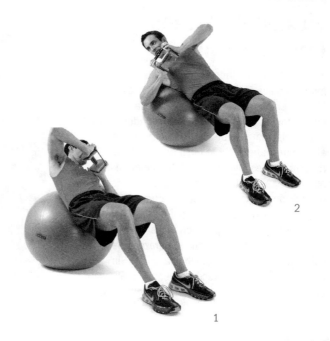

FINAL

## HOMBROS

EJERCICIO A

# Pres de hombros, de pie

Agarra un par de mancuernas y párate con la espalda recta, los músculos abdominales tensos y la barbilla elevada. Extiende las mancuernas juntas hacia arriba, directamente sobre tu cabeza, con las palmas hacia el frente. Respira con resoplidos a medida que bajas las pesas mientras cuentas hasta 10. Mantén la posición durante 2 segundos en el PMT (al nivel de la barbilla). Empuja las mancuernas hacia su posición inicial mientras cuentas hasta 10. Sin descansar, repite tres veces.

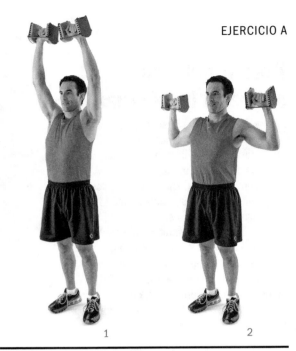

1     2

## BÍCEPS

EJERCICIO B

# Flexión de brazos lateral, de pie

Agarra un par de mancuernas con las palmas mirando hacia fuera y los codos a tus costados. Mantén el pecho erguido, los pies separados a una distancia igual al ancho de tus caderas, las rodillas ligeramente dobladas y los músculos abdominales tensos a lo largo del ejercicio. Respira con resoplidos a medida que elevas las mancuernas mientras cuentas hasta 10. Mantén la posición y tensa los músculos durante 2 segundos en el PMT, y luego baja las mancuernas hacia la posición inicial mientras cuentas hasta 10, hasta que los brazos queden completamente extendidos hacia abajo. Sin descansar, repite tres veces. (Mientras realizas el ejercicio, asegúrate de no separar los codos del cuerpo.)

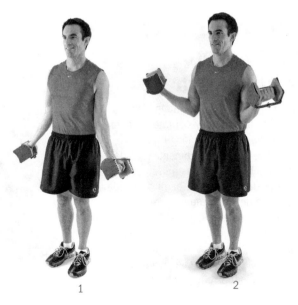

1     2

**CLAVE: PTM:** Punto Máximo de Tensión. **Técnica de respiración con resoplidos:** Inhala mientras cuentas hasta 10 y exhala con resoplidos breves. **Horario:** Cada ejercicio debe tomar 90 segundos, y cada circuito debe tomar 6 minutos.

## TRÍCEPS

# Pres francés con mancuernas sobre la bola suiza

Agarra un par de mancuernas y acuéstate sobre la bola de manera que la cabeza y el cuello queden apoyados en ella. Mantén las caderas elevadas y los músculos abdominales tensos durante todo el ejercicio. Extiende las mancuernas hacia arriba, con los codos ligeramente doblados y las palmas frente a frente. Respira con resoplidos a medida que doblas los codos y bajas las mancuernas mientras cuentas hasta 10. Mantente en el PMT durante 2 segundos, alrededor de 1 pulgada por encima de la frente. Eleva las mancuernas hacia la posición inicial mientras cuentas hasta 10. Sin descansar, repite tres veces.

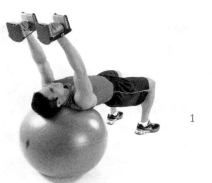

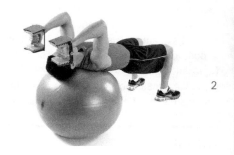

## ABDOMINALES

# Contracción abdominal con los pies sobre la bola suiza

Acuéstate boca arriba, con los pies sobre la bola y las rodillas dobladas. Mantén la espalda recta y los músculos abdominales tensos; coloca las manos detrás de tu cabeza para que le den apoyo al cuello. Mantén la barbilla erguida y respira con resoplidos a medida que haces una contracción abdominal hacia las rodillas, mientras cuentas hasta 10. Mantén la posición y tensa los músculos en el PMT durante 2 segundos. Regresa a la posición inicial mientras cuentas hasta 10. Sin descansar, repite tres veces.

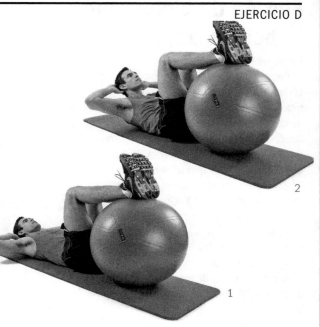

## HOMBROS

# Levantamiento frontal de deltoides, con la bola suiza

Agarra un par de mancuernas y párate sosteniendo con la espalda la bola apoyada contra una pared resistente; la bola debe quedar entre los omóplatos, y tu cuerpo debe estar ligeramente inclinado hacia la pared. Respira con resoplidos a medida que alzas las mancuernas con los codos ligeramente doblados mientras cuentas hasta 10. Mantén la posición durante 2 segundos en el PMT (aproximadamente al nivel de los ojos). Baja las mancuernas hacia la posición inicial mientras cuentas hasta 10. Sin descansar, repite tres veces.

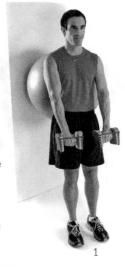
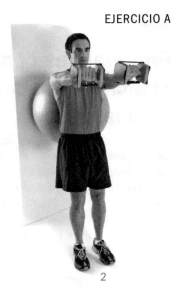

1      2

---

## BÍCEPS

# Flexión de bíceps con la bola suiza, de pie

Agarra un par de mancuernas y párate sosteniendo con la espalda la bola apoyada contra una pared resistente; la bola debe quedar entre los omóplatos y la parte superior de las caderas. Dobla ligeramente las rodillas. Mantén los músculos abdominales tensos y el pecho erguido. Respira con resoplidos a medida que elevas las mancuernas mientras cuentas hasta 10. Mantén la posición y tensa los músculos durante 2 segundos en el PMT. Baja las mancuernas hacia su posición inicial mientras cuentas hasta 10, hasta que los brazos te queden totalmente extendidos al final del movimiento. Sin descansar, repite tres veces. (Mientras realizas el ejercicio, asegúrate de mantener los codos pegados a los costados de tu cuerpo.)

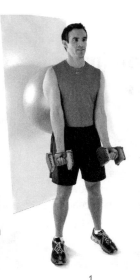
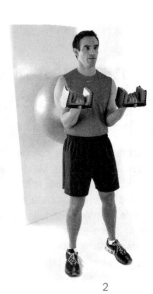

1      2

---

**CLAVE: PTM:** Punto Máximo de Tensión. **Técnica de respiración con resoplidos:** Inhala mientras cuentas hasta 10 y exhala con resoplidos breves. **Horario:** Cada ejercicio debe tomar 90 segundos, y cada circuito debe tomar 6 minutos.

## TRÍCEPS

# Fondo en la silla con la bola suiza

Siéntate en el borde delantero de una silla o una banqueta, con las manos cerca de los costados de tu cuerpo, los dedos hacia el frente y las piernas extendidas sobre una bola suiza. Respira con resoplidos a medida que vas bajando el cuerpo mientras cuentas hasta 10. Mantén la posición durante 2 segundos en el PMT. Empújate hacia arriba hasta llegar a la posición inicial, mientras cuentas hasta 10. Sin descansar, repite tres veces. Si este ejercicio te resulta demasiado difícil, usa la versión anterior de este ejercicio sin la bola suiza que está en la página 77.

EJERCICIO C

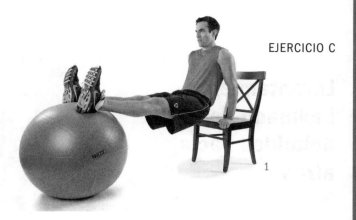

1

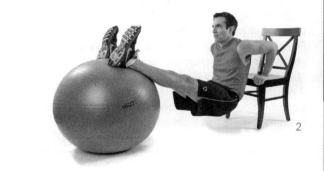

2

## ABDOMINALES

# Contracción abdominal inversa

Acuéstate boca arriba, con las manos a los lados y las palmas hacia abajo. Mete la barbilla y mantén los músculos abdominales tensos. Respira con resoplidos a medida que halas las rodillas lentamente hacia la barbilla mientras cuentas hasta 10. Mantén la posición durante 2 segundos en el PMT. Ve bajando el cuerpo hacia la posición inicial mientras cuentas hasta 10. Sin descansar, repite tres veces.

EJERCICIO D

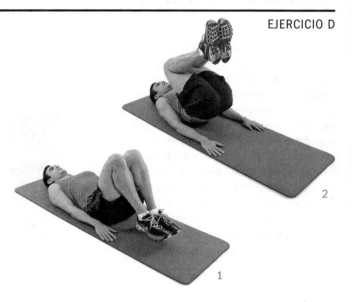

2

1

## HOMBROS

# Levantamiento inclinado de deltoides hacia atrás

Agarra un par de mancuernas, con las palmas frente a frente. Dóblate hacia delante por la cintura como si fueras a amarrarte los zapatos; luego, levanta solamente la barbilla y el pecho, para que la espalda se arque ligeramente. Respira con resoplidos a medida que elevas las pesas lateralmente mientras cuentas hasta 10. Mantén la posición y tensa los músculos durante 2 segundos en el PMT. Baja las mancuernas a la posición inicial mientras cuentas hasta 10. Sin descansar, repite tres veces.

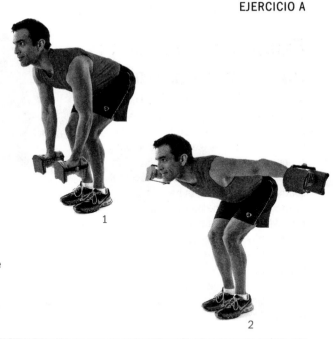

1

2

## BÍCEPS

# Flexión de martillo, de pie

Agarra un par de mancuernas y párate con los pies separados a una distancia igual al ancho de tus hombros, con las rodillas ligeramente dobladas, los brazos extendidos a los lados y las palmas de frente a tu cuerpo. Respira con resoplidos a medida que elevas las mancuernas mientras cuentas hasta 10; mantén las palmas frente a frente. Sostén la posición y tensa los músculos durante 2 segundos en el PMT. Baja las mancuernas hacia la posición inicial mientras cuentas hasta 10. Sin descansar, repite tres veces.

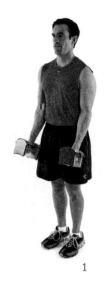

1

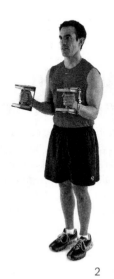

2

**CLAVE: PTM:** Punto Máximo de Tensión. **Técnica de respiración con resoplidos:** Inhala mientras cuentas hasta 10 y exhala con resoplidos breves. **Horario:** Cada ejercicio debe tomar 90 segundos, y cada circuito debe tomar 6 minutos.

## TRÍCEPS

EJERCICIO C

# Extensión de tríceps hacia atrás, de pie

Agarra un par de mancuernas, con las palmas frente a frente. Dóblate hacia delante por la cintura como si fueras a amarrarte los zapatos, y alza la cabeza y el pecho para que la espalda se arquee ligeramente. Dobla los brazos y eleva los codos lo más alto que puedas. Respira con resoplidos a medida que extiendes las mancuernas hacia atrás, mientras cuentas hasta 10. Mantén la posición y tensa los músculos en el PMT durante 2 segundos. Regresa a la posición inicial mientras cuentas hasta 10. Sin descansar, repite tres veces.

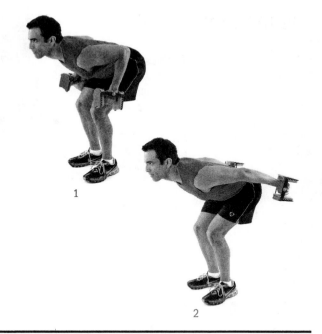

## ABDOMINALES

EJERCICIO D

# Contracción abdominal de bicicleta

Acuéstate boca arriba. Ponte las manos detrás de la cabeza y alza los talones unas 2 pulgadas del piso; mantén la barbilla erguida y los músculos abdominales tensos durante todo el ejercicio. Lleva el codo derecho hacia la rodilla izquierda y respira con resoplidos a medida que giras hacia el otro lado mientras cuentas hasta 10. Mantén la posición y tensa los músculos en el PMT (donde el codo toca la rodilla) durante 2 segundos. Baja a la posición inicial mientras cuentas hasta 10. Sin descansar, repite tres veces, alternando los lados, hasta realizar un total de 2 repeticiones por cada lado.

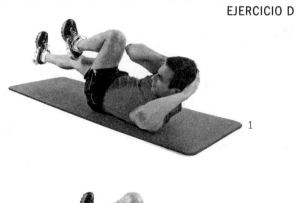

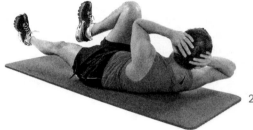

FINAL

## PIERNAS

EJERCICIO A

# Sentadilla lateral

De pie, abre las piernas unos dos pies más que el ancho de tus hombros. Respira con resoplidos a medida que haces cuclillas con una pierna, inclinado hacia ese lado, al tiempo que mantienes la otra pierna derecha mientras cuentas hasta 10. Mantén la posición en el PMT durante 2 segundos. Regresa a la posición inicial mientras cuentas hasta 10. Sin descansar, alterna los lados y haz dos repeticiones en cada lado hasta realizar un total de cuatro.

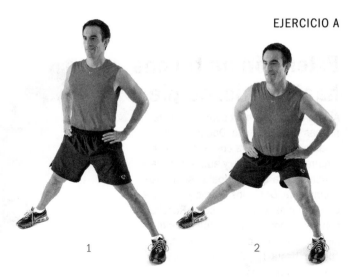

1    2

## ESPALDA

EJERCICIO B

# Extensión de hombros sobre la bola suiza

Agarra una mancuerna con las dos manos, al estilo diamante (mira la foto). Acuéstate sobre la pelota, con la cabeza y el cuello apoyados en ella. Mantén las caderas levantadas y los músculos abdominales tensos durante todo el ejercicio. Extiende la mancuerna por encima del pecho, doblando ligeramente los codos. Respira con resoplidos a medida que bajas la mancuerna por detrás de tu cabeza mientras cuentas hasta 10. Mantén la posición durante 2 segundos en el PMT. Alza de nuevo la pesa hacia la posición inicial mientras cuentas hasta 10. Sin descansar, repite tres veces.

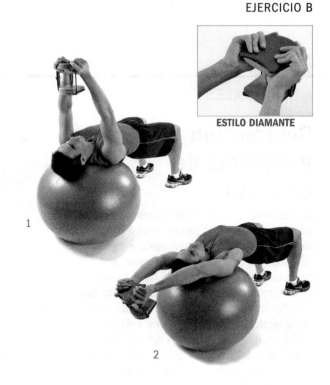

**ESTILO DIAMANTE**

1

2

**CLAVE: PTM:** Punto Máximo de Tensión. **Técnica de respiración con resoplidos:** Inhala mientras cuentas hasta 10 y exhala con resoplidos breves. **Horario:** Cada ejercicio debe tomar 90 segundos, y cada circuito debe tomar 6 minutos.

## PECHO

EJERCICIO C

# Plancha inclinada

Apóyate contra una pared o unas escaleras de modo que el torso quede por encima de la altura de los pies. Mantén la cabeza erguida, la espalda recta y los músculos abdominales tensos. Respira con resoplidos a medida que vas bajando el cuerpo mientras cuentas hasta 10. Mantén la posición en el PMT durante 2 segundos. Regresa a la posición inicial mientras cuentas hasta 10. Sin descansar, repite tres veces.

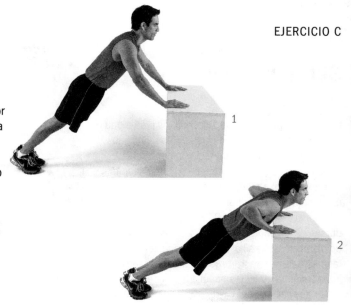

## ABDOMINALES

EJERCICIO D

# Contracción abdominal doble

Acuéstate boca arriba. Pon las manos detrás de la cabeza. Mantén los codos apuntando hacia arriba, la barbilla erguida y los músculos abdominales tensos. Lleva los talones hacia tus sentaderas lo más que puedas. Sirviéndote de los músculos abdominales superiores, respira con resoplidos a medida que haces una contracción abdominal, al tiempo que halas las rodillas hacia adentro, mientras cuentas hasta 10. Mantén la posición y tensa los músculos en el PMT durante 2 segundos. Regresa a la posición inicial mientras cuentas hasta 10, sin dejar que la parte superior de la espalda toque el piso. Sin descansar, repite tres veces.

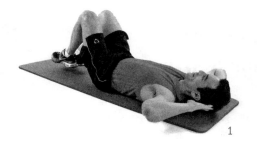

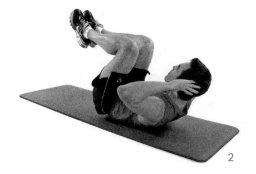

## PIERNAS

# Sentadilla en la silla

Párate de espaldas a una silla, con los pies a una distancia igual al ancho de las caderas. Cruza los brazos, mantén la espalda recta, los músculos abdominales tensos y la cabeza erguida. Respira con resoplidos a medida que te vas agachando como si estuvieras a punto de sentarte en la silla mientras cuentas hasta 10. Mantén la posición durante 2 segundos en el PMT, a unas 2 pulgadas de distancia de la silla. Luego empuja con los talones para incorporarte y regresa a la posición inicial mientras cuentas hasta 10. Sin descansar, repite tres veces.

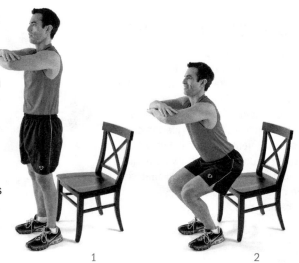

1        2

---

## ESPALDA

# Remo sobre la bola suiza

Agarra un par de mancuernas y échate de frente sobre la bola de modo que ésta te quede a mitad del cuerpo. Alza la cabeza y el pecho para que la espalda se arquee ligeramente. Respira con resoplidos a medida que llevas las mancuernas hacia arriba y hacia atrás, en dirección a las caderas, con un movimiento de remaje, mientras cuentas hasta 10. Mantén la posición y tensa los omóplatos en el PMT durante 2 segundos. Regresa a la posición inicial mientras cuentas hasta 10. Sin descansar, repite tres veces.

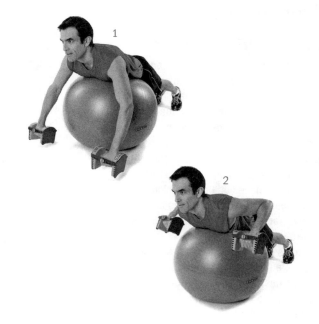

1

2

---

**CLAVE: PTM:** Punto Máximo de Tensión. **Técnica de respiración con resoplidos:** Inhala mientras cuentas hasta 10 y exhala con resoplidos breves. **Horario:** Cada ejercicio debe tomar 90 segundos, y cada circuito debe tomar 6 minutos.

## PECHO

## Pres horizontal sobre la bola suiza

Agarra un par de mancuernas y acuéstate sobre la bola de forma que los omóplatos descansen cómodamente sobre ella. Extiende los brazos al frente y empuja las mancuernas, juntas, en dirección al techo. Respira con resoplidos a medida que bajas las mancuernas mientras cuentas hasta 10. Mantén la posición durante 2 segundos en el PMT, aproximadamente a 1 pulgada por encima del pecho. Empuja las mancuernas hacia arriba y juntas hacia la posición inicial mientras cuentas hasta 10. Sin descansar, repite tres veces.

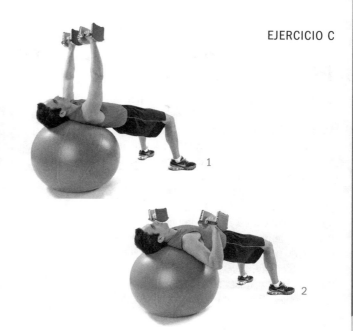

## ABDOMINALES

## Levantamiento de piernas

Acuéstate boca arriba con las palmas sobre el piso y las manos debajo de las sentaderas. Haz una contracción abdominal y mantén tensos los músculos abdominales superiores, de manera que los hombros no toquen el piso. Eleva las piernas unas 2 pulgadas del piso. Mantén los músculos abdominales tensos y la barbilla erguida, y respira con resoplidos a medida que levantas las piernas mientras cuentas hasta 10. Mantén la posición en el PMT durante 2 segundos. Baja las piernas hacia la posición inicial mientras cuentas hasta 10. Sin descansar, repite tres veces.

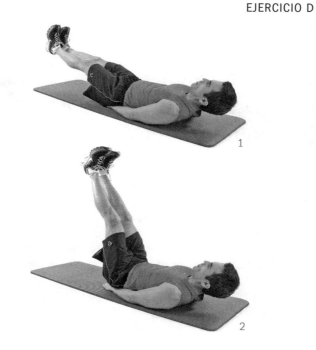

## PIERNAS

EJERCICIO A

# Tijerilla alongada

Párate y separa las piernas de manera que haya una distancia de unos 2 pies entre la de atrás y la del frente. Mantén la espalda recta, el pecho erguido y los músculos abdominales tensos. Respira con resoplidos a medida que bajas la rodilla de atrás hacia el piso, mientras cuentas hasta 10. Mantén la posición durante 2 segundos en el PMT, aproximadamente a 1 pulgada del piso. Regresa a la posición inicial mientras cuentas hasta 10. Sin descansar, repite otra vez con la misma pierna, y luego haz dos repeticiones más con la otra, hasta un total de cuatro repeticiones. (Para evitar lesiones, asegúrate de que la rodilla del frente se mantenga alineada con los dedos de los pies y que no se dobla más de 90 grados.)

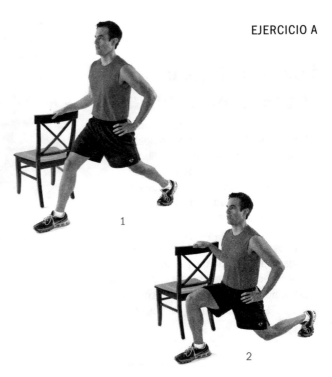

## ESPALDA

EJERCICIO B

# Hiperextensión inversa sobre la bola suiza

Échate boca abajo sobre la bola hasta que la bola quede debajo de tus caderas y tu cuerpo esté situado en ángulo hacia el piso. Coloca las palmas sobre el piso, con un espacio entre ellas igual a la distancia entre tus hombros. Mantén los pies juntos y las piernas rectas mientras elevas los pies unas 2 pulgadas del piso. Respira con resoplidos a medida que elevas los talones hacia el techo, sirviéndote de los músculos de la parte inferior de la espalda y los tendones de las corvas de las piernas, mientras cuentas hasta 10. Mantén la posición y tensa los músculos en el PMT durante 2 segundos. Baja los talones hacia la posición inicial mientras cuentas hasta 10. Sin descansar, repite tres veces.

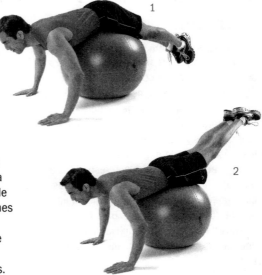

**CLAVE: PTM:** Punto Máximo de Tensión. **Técnica de respiración con resoplidos:** Inhala mientras cuentas hasta 10 y exhala con resoplidos breves. **Horario:** Cada ejercicio debe tomar 90 segundos, y cada circuito debe tomar 6 minutos.

## PECHO

EJERCICIO C

# Vuelo de mancuernas inclinado

Agarra un par de mancuernas y acuéstate sobre la bola, con la cabeza y el cuello apoyados en ella. Rueda la bola hasta que tus caderas caigan casi hasta el piso. Extiende las mancuernas por encima del pecho, con las palmas frente a frente y los codos ligeramente doblados. Respira con resoplidos a medida que bajas las mancuernas mientras cuentas hasta 10. Mantén la posición durante 2 segundos en el PMT. Alza las mancuernas hacia la posición inicial con un movimiento de "abrazo de oso" mientras cuentas hasta 10. Sin descansar, repite tres veces.

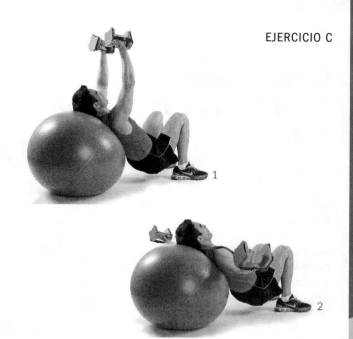

## ABDOMINALES

EJERCICIO D

# Giro ruso

Siéntate sobre el piso o sobre una colchoneta, con las rodillas dobladas y los pies juntos. Mantén la barbilla erguida y los músculos abdominales tensos a medida que te inclinas ligeramente hacia atrás, sirviéndote de tus músculos abdominales. Con las palmas juntas, extiende los brazos hacia fuera y gira hacia un lado para comenzar el ejercicio. Respira con resoplidos a medida que vas rotando lentamente el torso hacia un lado lo más que puedas, mientras cuentas hasta 10. Mantén la posición y tensa los músculos en el PMT durante 2 segundos. Gira de nuevo hacia el otro lado mientras cuentas hasta 10. Sin descansar, repite tres veces.

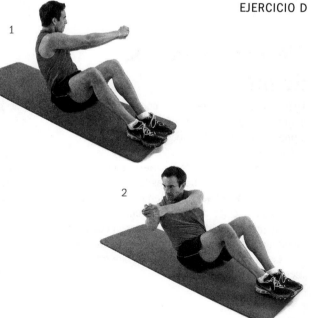

FINAL

## HOMBROS

EJERCICIO A

# Elevación lateral inversa en la bola suiza

Agarra un par de mancuernas y siéntate sobre la bola, con la espalda recta y los músculos abdominales tensos. Extiende los brazos por encima de la cabeza, con los codos ligeramente doblados y las palmas frente a frente. Respira con resoplidos a medida que bajas las mancuernas por los lados, mientras cuentas hasta 10; mantén las palmas hacia arriba durante todo el movimiento. Sostén la posición durante 2 segundos en el PMT, con los brazos paralelos al piso. Regresa a la posición inicial mientras cuentas hasta 10. Sin descansar, repite tres veces.

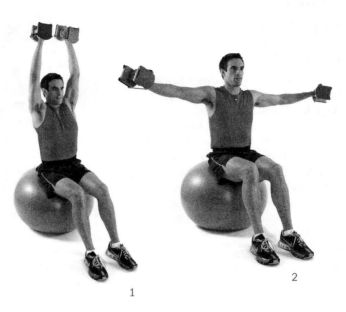

1

2

## BÍCEPS

EJERCICIO B

# Flexión de brazos, de pie

Agarra un par de mancuernas con las palmas mirando al frente. Párate con los pies separados a una distancia igual al ancho de tus hombros, con los brazos extendidos a los lados, y las rodillas ligeramente dobladas. Respira con resoplidos a medida que elevas las mancuernas mientras cuentas hasta 10. Mantén la posición y tensa los músculos durante 2 segundos en el PMT. Mantén los codos bien pegados al cuerpo a medida que bajas las mancuernas mientras cuentas hasta 10. Sin descansar, repite tres veces.

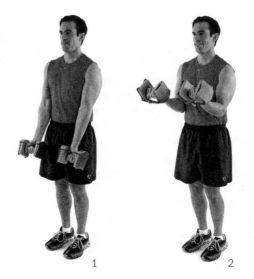

1

2

**CLAVE: PTM:** Punto Máximo de Tensión. **Técnica de respiración con resoplidos:** Inhala mientras cuentas hasta 10 y exhala con resoplidos breves. **Horario:** Cada ejercicio debe tomar 90 segundos, y cada circuito debe tomar 6 minutos.

## TRÍCEPS

EJERCICIO C

# Extensión del tríceps hacia atrás, de pie

Párate con una mancuerna en cada mano, las palmas frente a frente, los pies separados a una distancia igual al ancho de tus hombros y las rodillas ligeramente dobladas. Dóblate por la cintura como si te estuvieras amarrando los zapatos, y alza la cabeza y el pecho para que la espalda se arquee ligeramente. Eleva los codos lo más alto que puedas y respira con resoplidos a medida que extiendes las mancuernas hacia atrás, mientras cuentas hasta 10. Mantén la posición y tensa los músculos en el PMT durante 2 segundos. Regresa a la posición inicial mientras cuentas hasta 10. Sin descansar, repite tres veces.

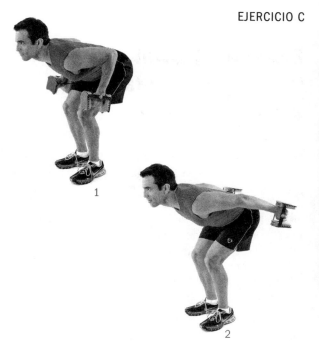

## ABDOMINALES

EJERCICIO D

# Contracción abdominal sobre la bola suiza, con los pies elevados

Siéntate sobre la bola, a unos 2 pies de una pared, con los brazos en cruz. Adelanta los pies y colócalos contra la pared. Respira con resoplidos a medida que haces una contracción abdominal mientras cuentas hasta 10, sirviéndote solamente de los músculos abdominales. Mantén la posición durante 2 segundos en el PMT. Luego, regresa a la posición inicial mientras cuentas hasta 10. Sin descansar, repite tres veces.

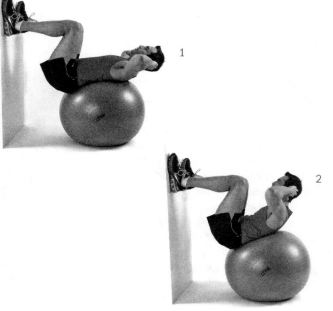

FASE AVANZADA | **115**

## HOMBROS

# Remo vertical

Agarra un par de mancuernas y párate con los pies juntos y ligeramente doblados, con los brazos extendidos hacia abajo frente a ti y los codos ligeramente doblados; las palmas frente a frente. Respira con resoplidos a medida que alzas las mancuernas hacia la barbilla mientras cuentas hasta 10. Mantén la posición durante 2 segundos en el PMT, justo debajo de la barbilla. Regresa a la posición inicial mientras cuentas hasta 10. Sin descansar, repite tres veces. (No debes sentir tensión en el cuello; si la sientes, relaja los músculos del cuello y concentra el esfuerzo en los hombros.)

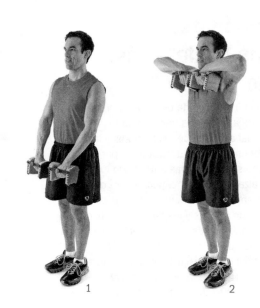

## BÍCEPS

# Flexión de brazo lateral, de pie

Agarra un par de mancuernas y párate con los codos bien pegados a tus costados, los brazos y las palmas hacia fuera. Mantén el pecho erguido, los pies separados a una distancia igual al ancho de tus caderas, las rodillas ligeramente dobladas y los músculos abdominales tensos a lo largo del ejercicio. Eleva las mancuernas hacia los hombros mientras cuentas hasta 10, sin despegar los codos del cuerpo. Mantén la posición y tensa los músculos en el PMT durante 2 segundos. Baja las mancuernas mientras cuentas hasta 10, hasta que los brazos queden casi completamente extendidos al final del movimiento. Sin descansar, repite tres veces.

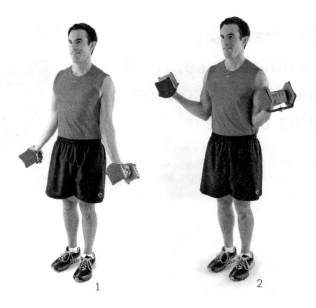

**CLAVE: PTM:** Punto Máximo de Tensión. **Técnica de respiración con resoplidos:** Inhala mientras cuentas hasta 10 y exhala con resoplidos breves. **Horario:** Cada ejercicio debe tomar 90 segundos, y cada circuito debe tomar 6 minutos.

## TRÍCEPS

EJERCICIO C

# Pres francés con mancuernas sobre la bola suiza

Agarra un par de mancuernas y acuéstate sobre la bola de manera que la cabeza y el cuello queden apoyados en ella. Eleva las caderas ligeramente y mantén los músculos abdominales tensos. Extiende las mancuernas hacia arriba, con las palmas una frente a otra. Inclina ligeramente los brazos hacia la cabeza, de manera que les falten unas 2 pulgadas para formar una línea completamente recta hacia arriba. Respira con resoplidos a medida que doblas los codos y bajas las mancuernas mientras cuentas hasta 10. Mantente en el PMT, alrededor de 1 pulgada por encima de la frente, durante 2 segundos. Eleva las mancuernas hacia la posición inicial mientras cuentas hasta 10. Sin descansar, repite tres veces.

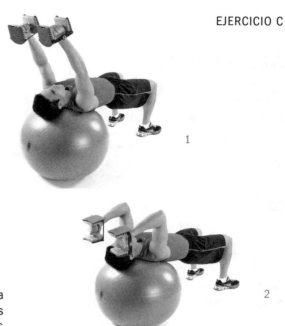

## ABDOMINALES

EJERCICIO D

# Contracción abdominal en V

Siéntate sobre el piso, con los brazos ligeramente hacia atrás, los codos doblados y los dedos apuntando hacia ti. Comienza con las rodillas juntas, las piernas extendidas y los talones a unas 2 pulgadas del piso. Deja caer un poco hacia atrás el peso de la parte superior de tu cuerpo, apoyándote en las palmas de las manos. Respira con resoplidos a medida que halas las rodillas hacia el pecho mientras cuentas hasta 10. Mantén la posición y tensa los músculos durante 2 segundos en el PMT. Regresa a la posición inicial mientras cuentas hasta 10, sin quitar la tensión de los músculos abdominales. Sin descansar, repite tres veces.

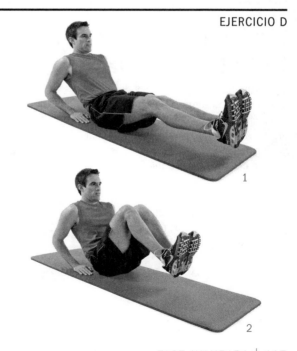

FASE AVANZADA | **117**

## HOMBROS

# Alas de pollo

Agarra un par de mancuernas y párate con los pies separados a una distancia igual al ancho de tus caderas, las rodillas ligeramente dobladas. Dobla los codos (como se ve en la foto) y sostén las mancuernas frente a ti a un ángulo de 45 grados. Mantén los antebrazos tensos y respira con resoplidos a medida que elevas los codos hacia arriba y hacia fuera mientras cuentas hasta 10. Mantén la posición y tensa los músculos durante 2 segundos en el PMT. Regresa a la posición inicial mientras cuentas hasta 10. Sin descansar, repite tres veces. (Asegúrate de relajar el cuello y evita encoger los hombros.)

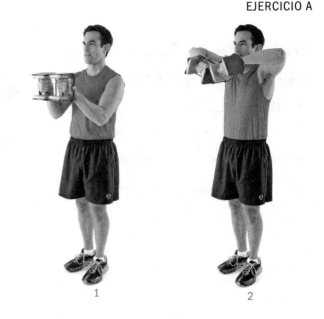

1                    2

---

## BÍCEPS

# Flexión predicador sobre la bola suiza

Agarra un par de mancuernas y déjate caer de rodillas sobre la bola, con una distancia de 6 a 8 pulgadas entre los brazos. Alza las mancuernas hasta formar un ángulo aproximado de 90 grados. Respira con resoplidos a medida que bajas las pesas mientras cuentas hasta 10. Mantén la posición en el PMT durante 2 segundos. Alza las mancuernas a la posición inicial mientras cuentas hasta 10. Sin descansar, repite tres veces.

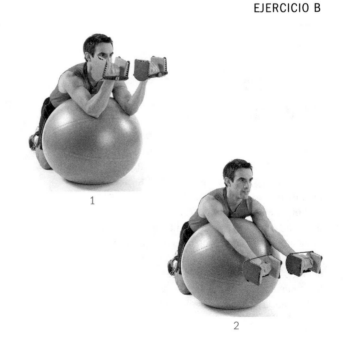

1

2

---

**CLAVE: PTM:** Punto Máximo de Tensión. **Técnica de respiración con resoplidos:** Inhala mientras cuentas hasta 10 y exhala con resoplidos breves. **Horario:** Cada ejercicio debe tomar 90 segundos, y cada circuito debe tomar 6 minutos.

## TRÍCEPS

EJERCICIO C

# Fondo en la silla con la bola suiza

Siéntate en el borde delantero de una silla o una banqueta, con las manos cerca de los costados de tu cuerpo, los dedos hacia el frente y las piernas extendidas sobre una bola suiza. Respira con resoplidos a medida que vas bajando el cuerpo mientras cuentas hasta 10. Mantén la posición en el PMT durante 2 segundos. Empújate hacia arriba hasta llegar a la posición inicial, mientras cuentas hasta 10. Sin descansar, repite tres veces. Si este ejercicio te resulta demasiado difícil, usa la versión de Fondo en la silla que está en la página 77.

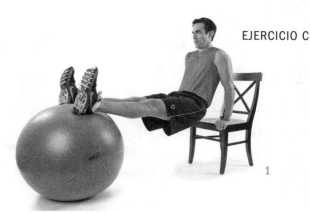

1

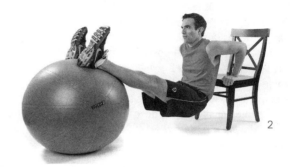

2

## ABDOMINALES

EJERCICIO D

# Contracción abdominal de bicicleta

Acuéstate boca arriba. Pon las manos detrás de la cabeza y alza los talones unas 2 pulgadas del piso; mantén la barbilla erguida y los músculos abdominales tensos durante todo el ejercicio. Lleva el codo derecho hacia la rodilla izquierda y respira con resoplidos a medida que giras hacia el otro lado mientras cuentas hasta 10. Mantén la posición y tensa los músculos en el PMT (donde el codo izquierdo toca la rodilla derecha) durante 2 segundos. Baja tu cuerpo a la posición inicial mientras cuentas hasta 10. Sin descansar, repite tres veces.

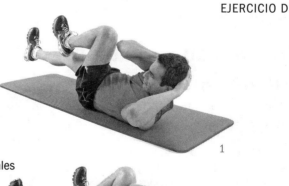

1

2

FINAL

## PIERNAS

EJERCICIO A

# Sentadilla en la banqueta con la máquina de cable fijo

Sitúa las poleas en su nivel más bajo y párate con una pierna a cada lado de la banqueta, con la barra apoyada sobre la parte trasera de los hombros y los pies a una distancia ligeramente superior al ancho de tus hombros. Mantén la espalda recta, los músculos abdominales tensos y la cabeza erguida. Respira con resoplidos a medida que haces la sentadilla mientras cuentas hasta 10. Mantén la posición durante 2 segundos en el PMT, a unas 2 pulgadas del asiento de la banqueta. Empuja con los talones para incorporarte y regresar a la posición inicial mientras cuentas hasta 10. Sin descansar, repite tres veces. **Movimiento de refuerzo:** Sentadilla con plié, página 74.

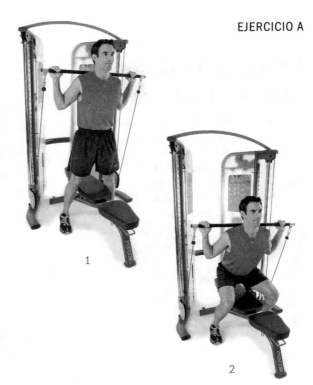

## ESPALDA

AGARRE ANCHO · EJERCICIO B

# Halado en la máquina de cable fijo

Coloca la polea en su nivel más alto y agarra la barra dejando un espacio amplio entre ellas. Siéntate sobre los talones, con los brazos totalmente extendidos. Mantén la espalda recta, el pecho erguido y los músculos abdominales tensos. Respira con resoplidos a medida que halas la barra hacia la parte superior de tu pecho mientras cuentas hasta 10. Mantén la posición y tensa los músculos durante 2 segundos en el PMT. Resiste el peso a medida que regresas a la posición inicial mientras cuentas hasta 10. Sin descansar, repite tres veces.

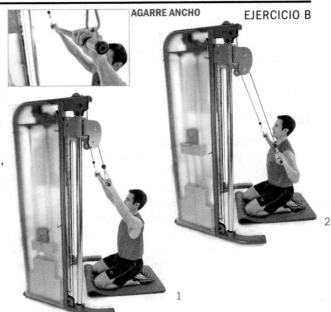

**CLAVE: PTM:** Punto Máximo de Tensión. **Técnica de respiración con resoplidos:** Inhala mientras cuentas hasta 10 y exhala con resoplidos breves. **Horario:** Cada ejercicio debe tomar 90 segundos, y cada circuito debe tomar 6 minutos.

## PECHO

# Pres horizontal sobre la bola suiza con la máquina de cable fijo

Acuéstate boca arriba sobre la bola y apoya la cabeza y el cuello sobre ella. Agarra la barra de forma que el espacio entre tus manos sea el doble del ancho de tus hombros. Extiende los brazos y asegúrate de mantener la espalda recta mientras está apoyada sobre la bola. Respira con resoplidos a medida que bajas la barra hacia la mitad del pecho mientras cuentas hasta 10. Mantén la posición durante 2 segundos en el PMT. Empuja la barra hacia su posición inicial y detente justo antes de que el brazo y el antebrazo formen una línea recta, mientras cuentas hasta 10. Sin descansar, repite tres veces. **Movimiento de refuerzo:** *Pres horizontal sobre la bola suiza, página 87.*

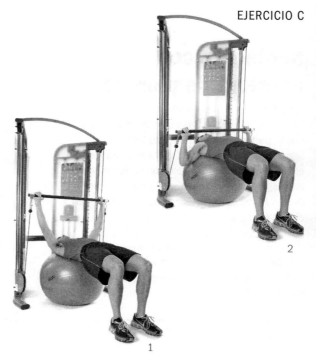

---

## ABDOMINALES

# Contracción abdominal sobre la bola suiza con la máquina de cable fijo

Coloca la polea en su nivel más bajo, agarra la cuerda para halar el cable y hálala hasta que toque la parte posterior de tu cabeza. Échate sobre la bola y deja caer las caderas ligeramente. Respira con resoplidos a medida que haces una contracción abdominal, llevando los codos a las rodillas mientras cuentas hasta 10. Mantén la posición y tensa los músculos durante 2 segundos en el PMT. Baja hasta la posición inicial mientras cuentas hasta 10. Sin descansar, repite tres veces. **Movimiento de refuerzo:** *Contracción abdominal sobre la bola suiza, página 79.*

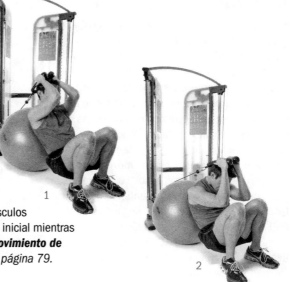

## PIERNAS

# Sentadilla con abertura de piernas

Párate a unos 3 pies de una banqueta de ejercicios. Pon el pie trasero sobre la banqueta, con la parte superior del zapato tocando ligeramente la banqueta. Con la espalda recta, el pecho erguido y los músculos abdominales tensos, respira con resoplidos a medida que doblas la rodilla del frente y vas bajando hacia el piso mientras cuentas hasta 10. Mantén la posición durante 2 segundos en el PMT. Sin descansar, regresa a la posición inicial mientras cuentas hasta 10. Repite una vez más y luego cambia de pierna y haz dos repeticiones más, hasta un total de cuatro.

EJERCICIO A

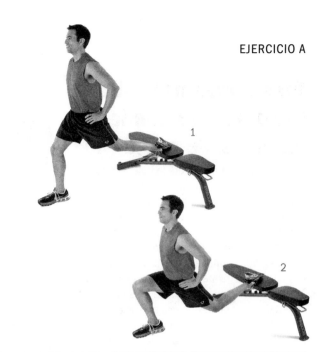

## ESPALDA

# Remo inclinado, cable agarrado por arriba

**AGARRE POR ARRIBA**

EJERCICIO B

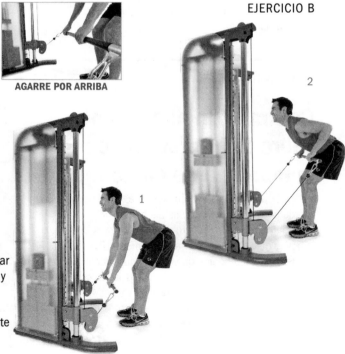

Sitúa las poleas en sus niveles más bajos, y entonces agarra la barra por arriba, con las palmas mirando hacia abajo. Dóblate por la cintura hacia el frente como si estuvieras tratando de amarrarte los zapatos y levanta solamente la barbilla y el pecho, para que la espalda se arquee ligeramente; mantén las rodillas ligeramente dobladas. Respira con resoplidos a medida que subes la barra en dirección a las caderas, con un movimiento de remaje, mientras cuentas hasta 10, sin despegar los codos de tus costados. Mantén la posición y tensa los músculos durante 2 segundos en el PMT. Baja las pesas a la posición inicial mientras cuentas hasta 10. Sin descansar, repite tres veces. **Movimiento de refuerzo:** Remo inclinado hacia el frente, página 72.

**CLAVE: PTM:** Punto Máximo de Tensión. **Técnica de respiración con resoplidos:** Inhala mientras cuentas hasta 10 y exhala con resoplidos breves. **Horario:** Cada ejercicio debe tomar 90 segundos, y cada circuito debe tomar 6 minutos.

## PECHO

# Pres horizontal sobre la bola suiza

Agarra un par de mancuernas y acuéstate sobre la bola de forma que los omóplatos descansen cómodamente sobre ella. Extiende los brazos al frente y empuja las mancuernas, juntas, en dirección al techo. Respira con resoplidos a medida que bajas las mancuernas mientras cuentas hasta 10. Mantén la posición durante 2 segundos en el PMT, aproximadamente a 1 pulgada por encima del pecho. Empuja las mancuernas hacia arriba y juntas hacia la posición inicial mientras cuentas hasta 10. Sin descansar, repite tres veces.

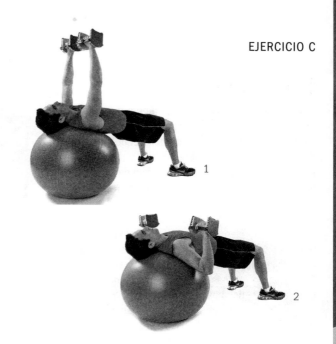

## ABDOMINALES

# Contracción abdominal en la banqueta (cable opcional)

Siéntate en el borde de una banqueta de ejercicios, lleva las manos hacia atrás y agárrate de los lados de la banqueta. Extiende las piernas hacia el frente y reclina el torso ligeramente hacia atrás. Respira con resoplidos a medida que llevas las rodillas hacia la barbilla mientras cuentas hasta 10. Mantén la posición y tensa los músculos durante 2 segundos en el PMT. Regresa a la posición inicial mientras cuentas hasta 10. Sin descansar, repite tres veces. (Para aumentar la resistencia, engancha los pies al accesorio para halar el cable y añádele un peso ligero.) *Movimiento de refuerzo: Contracción abdominal en la silla, página 73.*

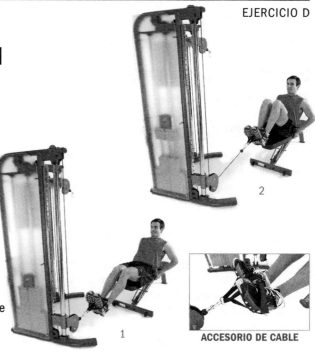

ACCESORIO DE CABLE

## PIERNAS

EJERCICIO A

# Tijerilla alongada

Párate y separa las piernas de manera que haya una distancia de unos 2 pies entre la de atrás y del frente. Mantén la espalda recta, el pecho erguido y los músculos abdominales tensos. Respira con resoplidos a medida que bajas la rodilla de atrás hacia el piso, mientras cuentas hasta 10. Mantén la posición durante 2 segundos en el PMT, aproximadamente a 1 pulgada del piso. Regresa a la posición inicial mientras cuentas hasta 10. Sin descansar, repite otra vez con la misma pierna, y luego haz dos repeticiones más con la otra, hasta un total de cuatro repeticiones. (Para evitar lesiones, asegúrate de que la rodilla del frente se mantiene alineada con los dedos de los pies y que no se dobla más de 90 grados.)

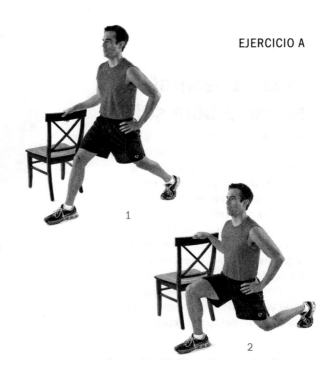

## ESPALDA

EJERCICIO B

# Hiperextensión inversa en la banqueta, con la bola suiza

Con la bola sobre la banqueta, échate de frente sobre ella. Ruédate hacia delante hasta que la bola te quede debajo de las caderas y el torso esté inclinado hacia el piso. Extiende los brazos y agarra los lados de la banqueta para lograr estabilidad. Con las piernas juntas, respira con resoplidos a medida que alzas los talones hacia arriba sirviéndote de la parte baja de la espalda y los tendones de las corvas. Álzalos mientras cuentas hasta 10. Mantén la posición y tensa los músculos durante 2 segundos en el PMT. Con las piernas rectas, mientras cuentas hasta 10, bájalas a su posición inicial, a unas 2 pulgadas del piso. Sin descansar, repite tres veces. *Movimiento de refuerzo: Hiperextensión inversa, página 86.*

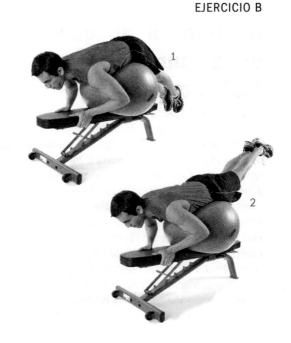

**CLAVE: PTM:** Punto Máximo de Tensión. **Técnica de respiración con resoplidos:** Inhala mientras cuentas hasta 10 y exhala con resoplidos breves. **Horario:** Cada ejercicio debe tomar 90 segundos, y cada circuito debe tomar 6 minutos.

## PECHO

EJERCICIO C

# Vuelo con el cable, hacia abajo

Coloca las poleas en sus niveles más altos. Agarra las asas de las poleas después de haberlas situado en sus niveles más altos y adelanta una pierna, con la espalda recta, el pecho erguido y los músculos abdominales tensos. Lleva una mano hacia la otra y únelas frente a tu esternón. Respira con resoplidos a medida que llevas los brazos hacia los lados y hacia atrás, haciéndole una lenta resistencia a los cables, mientras cuentas hasta 10. Mantén la posición durante 2 segundos en el PMT. Hala las pesas hacia la posición inicial mientras cuentas hasta 10. Sin descansar, repite tres veces. ***Movimiento de refuerzo:*** *Vuelo horizontal con mancuernas sobre la bola suiza, página 75.*

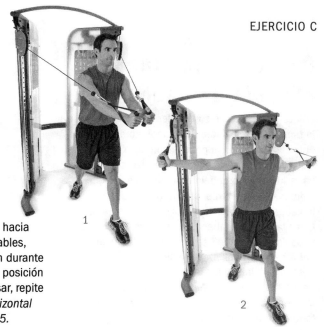

## ABDOMINALES

EJERCICIO D

# Ejercicio de leñador en la máquina de cable fijo

Con la polea en su nivel más alto, agarra el asa para halar y sepárate unos 2 pies de la máquina. Deja un espacio de unos 3 pies entre tus pies; mantén el pecho erguido, la espalda y los brazos rectos. Respira con resoplidos a medida que halas el cable hacia abajo y transversalmente con tu cuerpo; para ello, tuerce y contrae tus músculos oblicuos (abdominales laterales) mientras cuentas hasta 10. Mantén la posición y tensa los músculos durante 2 segundos en el PMT. Haciéndoles resistencia a las pesas, regresa a la posición inicial mientras cuentas hasta 10. Sin descansar, repite una vez más con el mismo costado, y luego cambia al otro, hasta completar dos repeticiones más. ***Movimiento de refuerzo:*** *Giro con barra, página 75.*

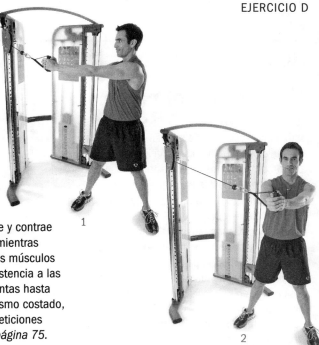

FINAL

## HOMBROS

EJERCICIO A

# Pres de hombros con el cable, sentado

Coloca las poleas en sus niveles más bajos y agarra la barra. Siéntate sobre una banqueta o sobre una bola suiza. Mantén el pecho erguido, la espalda recta y los músculos abdominales tensos. Hala la barra hasta justo debajo de tu barbilla. Con las palmas hacia el frente, lleva la barra por encima de la cabeza. Respira con resoplidos a medida que bajas la barra mientras cuentas hasta 10. Mantén la posición durante 2 segundos en el PMT, justo debajo de tu barbilla. Luego, lleva la barra hacia la posición inicial mientras cuentas hasta 10. Sin descansar, repite tres veces. (Asegúrate de mantener la barra en la posición correcta durante todo el movimiento, ni demasiado atrás de ti ni demasiado adelante.) **Movimiento de refuerzo:** *Pres de hombros sobre la bola suiza, página 80.*

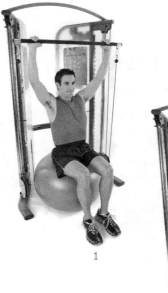

1

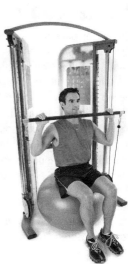

2

## BÍCEPS

EJERCICIO B

# Flexión con el cable

Coloca la polea en su nivel más bajo. Agarra la barra con las palmas de las manos hacia el frente; separa los pies a una distancia igual al ancho de tus hombros, con los brazos extendidos a los costados y las rodillas ligeramente dobladas. Respira con resoplidos a medida que halas la barra hacia arriba mientras cuentas hasta 10. Sostén la posición y tensa los músculos durante 2 segundos en el PMT. Mantén los codos bien pegados al cuerpo a medida que bajas las pesas hacia la posición inicial mientras cuentas hasta 10. Sin descansar, repite tres veces. (Asegúrate de no mover los codos de los lados durante todo el ejercicio.) **Movimiento de refuerzo:** *Flexión de brazos, de pie, página 76.*

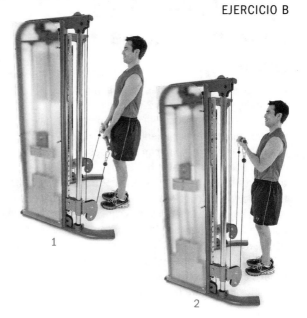

1

2

**CLAVE: PTM:** Punto Máximo de Tensión. **Técnica de respiración con resoplidos:** Inhala mientras cuentas hasta 10 y exhala con resoplidos breves. **Horario:** Cada ejercicio debe tomar 90 segundos, y cada circuito debe tomar 6 minutos.

## TRÍCEPS

EJERCICIO C

# Extensión de tríceps hacia abajo, con el cable

Coloca las poleas en sus niveles más altos. Agarra la barra, con las manos separadas aproximadamente 1 pie. Pega los codos contra tus costados y extiende los brazos hacia abajo. Respira con resoplidos a medida que halas la barra hacia arriba mientras cuentas hasta 10. Mantén la posición durante 2 segundos en el PMT (justo antes de que los codos formen ángulos de 90 grados). Baja los brazos hacia la posición inicial mientras cuentas hasta 10. Sin descansar, repite tres veces. **Movimiento de refuerzo:** *Fondo en la silla, página 77.*

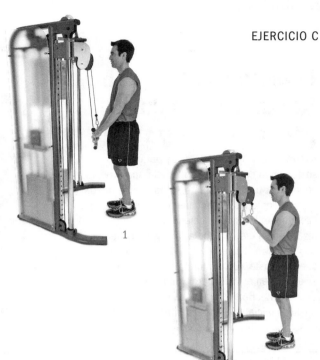

## ABDOMINALES

EJERCICIO D

# Contracción abdominal sobre la bola suiza, con los pies elevados

Siéntate sobre la bola, a unos 2 pies de una pared, con los brazos en cruz. Adelanta los pies y colócalos contra la pared. Respira con resoplidos a medida que haces una contracción abdominal mientras cuentas hasta 10, sirviéndote solamente de los músculos abdominales. Mantén la posición y tensa los músculos durante 2 segundos en el PMT. Luego, regresa a la posición inicial mientras cuentas hasta 10. Sin descansar, repite tres veces.

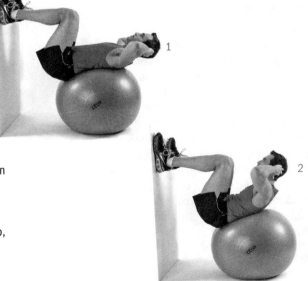

## HOMBROS

# Levantamiento frontal de deltoides, con la bola suiza

Agarra un par de mancuernas y párate sosteniendo con la espalda la bola apoyada contra una pared resistente; la bola debe quedar entre los omóplatos y tu cuerpo debe estar ligeramente inclinado hacia la pared. Respira con resoplidos a medida que alzas las mancuernas con los codos ligeramente doblados mientras cuentas hasta 10. Mantén la posición durante 2 segundos en el PMT (aproximadamente al nivel de los ojos). Baja las mancuernas hacia la posición inicial mientras cuentas hasta 10. Sin descansar, repite tres veces.

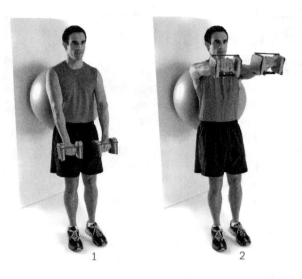

## BÍCEPS

# Flexión de bíceps inclinado

Agarra un par de mancuernas y reclínate ligeramente hacia atrás sobre una banqueta inclinada; deja que tus brazos cuelguen a los lados de forma natural, con las palmas hacia el frente. Respira con resoplidos a medida que alzas las mancuernas mientras cuentas hasta 10. Mantén la posición y tensa los músculos durante 2 segundos en el PMT. Baja las mancuernas a la posición inicial mientras cuentas hasta 10, hasta que los brazos queden completamente rectos al final del movimiento. Sin descansar, repite tres veces. (Asegúrate de no separar los codos de tu cuerpo.)

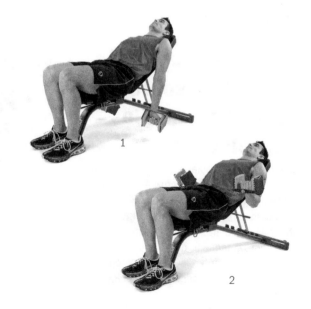

CLAVE: **PTM:** Punto Máximo de Tensión. **Técnica de respiración con resoplidos:** Inhala mientras cuentas hasta 10 y exhala con resoplidos breves. **Horario:** Cada ejercicio debe tomar 90 segundos, y cada circuito debe tomar 6 minutos.

## TRÍCEPS

EJERCICIO C

# Fondo en la banqueta, con la bola suiza

Siéntate en el borde delantero de una silla o una banqueta, con las manos cerca de los costados de tu cuerpo, los dedos hacia el frente y las piernas extendidas sobre una bola suiza. Respira con resoplidos a medida que vas bajando el cuerpo mientras cuentas hasta 10. Mantén la posición y tensa los músculos durante 2 segundos en el PMT. Empújate hacia arriba hasta llegar a la posición inicial, mientras cuentas hasta 10. Sin descansar, repite tres veces. Si este ejercicio te resulta demasiado difícil, usa la versión de Fondo en la silla de este ejercicio, sin la bola suiza, que está en la página 77.

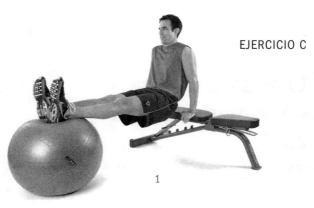

1

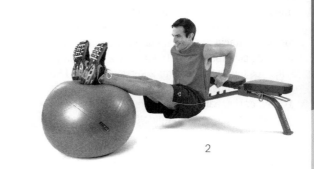

2

## ABDOMINALES

EJERCICIO D

# Rodillas hacia los codos en la banqueta

Acuéstate boca arriba cerca del extremo superior de la banqueta. Lleva las manos hacia atrás de ti y agárrate de la banqueta al nivel de tus orejas. Trata de acercar los codos y mantén la barbilla erguida y los músculos abdominales tensos. Respira con resoplidos a medida que subes las rodillas lentamente hacia los codos mientras cuentas hasta 10. Mantén la posición y tensa los músculos durante 2 segundos en el PMT (donde los codos tocan las rodillas). Regresa a la posición inicial mientras cuentas hasta 10, sin que los pies lleguen a tocar el piso. Sin descansar, repite tres veces.

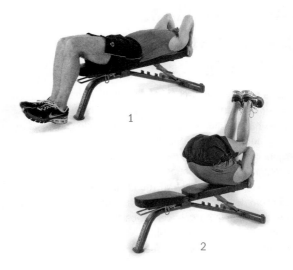

1

2

## HOMBROS

EJERCICIO A

# Extensión trasera de deltoides con el cable

Ajusta las poleas de forma que queden al nivel de tus hombros. Sirviéndote de las asas, cruza los brazos y agarra los cables; luego camina hacia atrás hasta que te quede una mano encima de la otra. Respira con resoplidos a medida que extiendes los brazos hacia atrás hasta la posición de una T mientras cuentas hasta 10. Mantén la posición y tensa los músculos durante 2 segundos en el PMT. Regresa a la posición inicial mientras cuentas hasta 10. Sin descansar, repite tres veces. ***Movimiento de refuerzo:*** *Levantamiento de deltoides hacia atrás, sentado, página 80.*

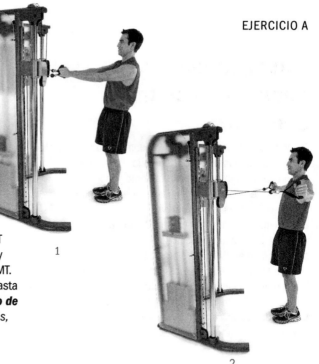

1

2

---

## BÍCEPS

EJERCICIO B

# Flexión reclinado con la máquina de cable fijo

Sitúa la polea en su nivel más bajo. Agarra la barra y reclínate en una banqueta inclinada, con las palmas hacia el frente y sin despegar los codos de los costados, los brazos totalmente extendidos. Respira con resoplidos a medida que halas la barra hacia tus deltoides mientras cuentas hasta 10. Mantén la posición en el PMT (donde los bíceps están completamente contraídos) durante 2 segundos. Baja la barra hacia la posición inicial mientras cuentas hasta 10. Sin descansar, repite tres veces. ***Movimiento de refuerzo:*** *Flexión de brazos, de pie, página 76.*

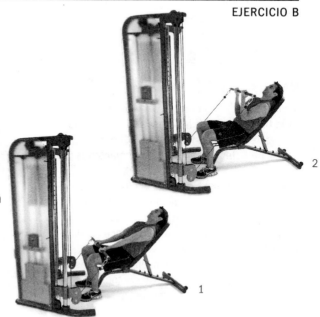

2

1

**CLAVE: PTM:** Punto Máximo de Tensión. **Técnica de respiración con resoplidos:** Inhala mientras cuentas hasta 10 y exhala con resoplidos breves. **Horario:** Cada ejercicio debe tomar 90 segundos, y cada circuito debe tomar 6 minutos.

## TRÍCEPS

# Extensión de tríceps hacia atrás con el cable

Coloca la polea en su nivel más bajo. Agarra la barra con las palmas mirando hacia el techo y siéntate contra la bola, con el pecho erguido y los músculos abdominales tensos. Extiende los brazos y mantén los bíceps bien pegados a tu cabeza. Respira con resoplidos a medida que bajas la barra por detrás de tu cabeza mientras cuentas hasta 10. Mantén la posición durante 2 segundos en el PMT (cuando tus codos hayan alcanzado un ángulo de 90 grados). Extiende la barra hacia la posición inicial mientras cuentas hasta 10. Sin descansar, repite tres veces. (Durante este ejercicio evita que los hombros se vayan hacia fuera y que la espalda se arque.)

**Movimiento de refuerzo:** *Extensión de tríceps hacia atrás sobre la bola suiza, página 89.*

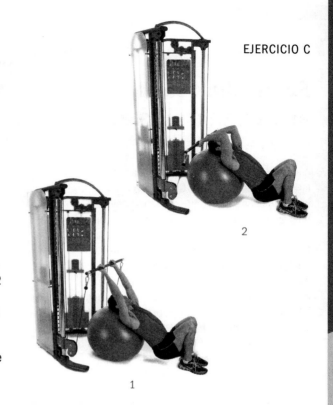

---

## ABDOMINALES

# Flexiones laterales oblicuas en silla romana

Cruza los brazos y acuéstate de costado en la silla romana. Inclínate hacia abajo para comenzar el ejercicio. Mantén la espalda recta y los músculos abdominales tensos. Haz una contracción abdominal mientras cuentas hasta 10. Mantén la posición y tensa los músculos durante 2 segundos en el PMT. Regresa a la posición inicial mientras cuentas hasta 10. Sin descansar, repite una vez más con este costado; luego cambia de lado y haz dos repeticiones más.

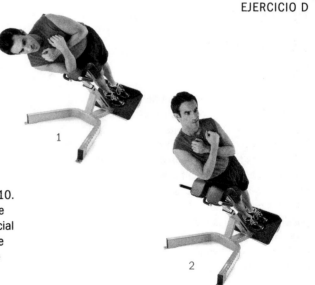

FINAL

## PIERNAS

EJERCICIO A

# Sentadilla con abertura de piernas

Párate a unos 3 pies de una banqueta de ejercicios. Pon el pie trasero sobre la banqueta, con la parte superior del zapato tocando ligeramente la banqueta. Con la espalda recta, el pecho erguido y los músculos abdominales tensos, respira con resoplidos a medida que doblas la rodilla del frente y vas bajando hacia el piso mientras cuentas hasta 10. Mantén la posición durante 2 segundos en el PMT. Sin descansar, regresa a la posición inicial mientras cuentas hasta 10. Repite una vez más y luego cambia de pierna y haz dos repeticiones más, hasta un total de cuatro.

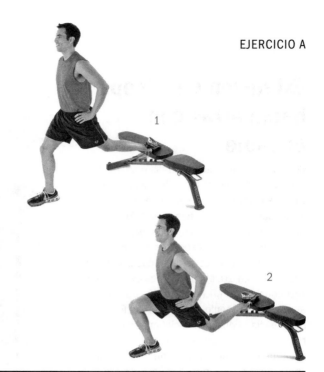

## ESPALDA

EJERCICIO B

# Halado con agarre corto en la máquina de cable fijo

Coloca la polea en su nivel más alto y agarra unas asas que te permitan tener las manos bastante cerca una de otra. Siéntate sobre los talones, con los brazos totalmente extendidos. Mantén la espalda recta, el pecho erguido y los músculos abdominales tensos. Respira con resoplidos a medida que halas las asas hacia la parte superior de tu pecho mientras cuentas hasta 10. Mantén la posición y tensa los músculos durante 2 segundos en el PMT. Baja las pesas a su posición inicial mientras cuentas hasta 10. Sin descansar, repite tres veces.

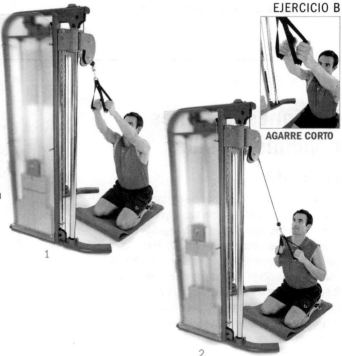

AGARRE CORTO

**CLAVE: PTM:** Punto Máximo de Tensión. **Técnica de respiración con resoplidos:** Inhala mientras cuentas hasta 10 y exhala con resoplidos breves. **Horario:** Cada ejercicio debe tomar 90 segundos, y cada circuito debe tomar 6 minutos.

## PECHO

# Pres inclinado con la barra del cable sobre la bola suiza

Sitúa las poleas en sus niveles más bajos. Agarra la barra de modo que la distancia entre tus manos sea el doble del ancho de tus hombros, y acuéstate boca arriba sobre la bola, apoyando la cabeza y el cuello sobre ella. Deja caer las caderas casi hasta el piso. Extiende los brazos y asegúrate de mantener la espalda plana contra la bola. Respira con resoplidos a medida que bajas la barra hacia la parte superior del esternón mientras cuentas hasta 10. Mantén la posición durante 2 segundos en el PMT. Lleva la barra hacia arriba, hacia la posición inicial (justo antes de que el brazo quede completamente recto) mientras cuentas hasta 10. Sin descansar, repite tres veces.
**Movimiento de refuerzo:** *Pres inclinado sobre la bola suiza, página 71.*

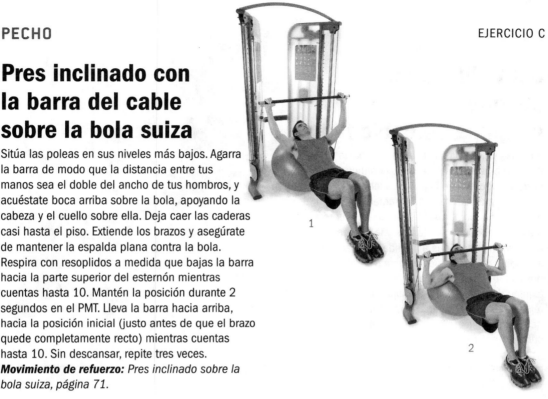

## ABDOMINALES

# Contracción abdominal sobre la bola suiza con el cable fijo

Con la polea en su nivel más bajo, agarra la cuerda para halar el cable y hálala hasta que toque la parte posterior de tu cabeza. Échate sobre la bola y deja caer las caderas ligeramente. Respira con resoplidos a medida que haces una contracción abdominal, llevando los codos a las rodillas mientras cuentas hasta 10. Mantén la posición y tensa los músculos durante 2 segundos en el PMT. Baja hasta la posición inicial mientras cuentas hasta 10. Sin descansar, repite tres veces. **Movimiento de refuerzo:** *Contracción abdominal sobre la bola suiza, página 79.*

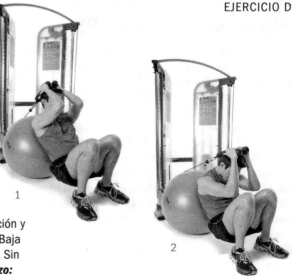

## PIERNAS

# Sentadilla en la banqueta con la máquina de cable fijo

Sitúa las poleas en sus niveles más bajos y párate con una pierna a cada lado de la banqueta, con la barra apoyada sobre la parte trasera de los hombros y los pies a una distancia ligeramente superior al ancho de tus hombros. Mantén la espalda recta, los músculos abdominales tensos y la cabeza erguida. Respira con resoplidos a medida que haces la sentadilla mientras cuentas hasta 10. Mantén la posición durante 2 segundos en el PMT, a unas 2 pulgadas del asiento de la banqueta. Empuja con los talones para incorporarte y regresar a la posición inicial mientras cuentas hasta 10. Sin descansar, repite tres veces. **Movimiento de refuerzo:** *Sentadilla con plié, página 74.*

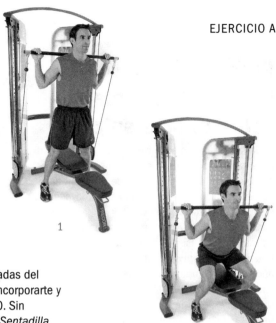

## ESPALDA

# Remo inclinado en la máquina de cable fijo

Sitúa las poleas en sus niveles más bajos, y entonces agarra la barra por debajo (mira la foto), con las palmas mirando hacia arriba. Dóblate por la cintura hacia el frente como si estuvieras tratando de amarrarte los zapatos y levanta solamente la barbilla y el pecho, para que la espalda se arquee ligeramente; mantén las rodillas ligeramente dobladas. Respira con resoplidos a medida que subes la barra en dirección a las caderas mientras cuentas hasta 10, sin despegar los codos de tus costados. Mantén la posición y tensa los músculos durante 2 segundos en el PMT. Baja las pesas a la posición inicial mientras cuentas hasta 10. Sin descansar, repite tres veces. **Movimiento de refuerzo:** *Remo inclinado hacia el frente (agarre por debajo), página 84.*

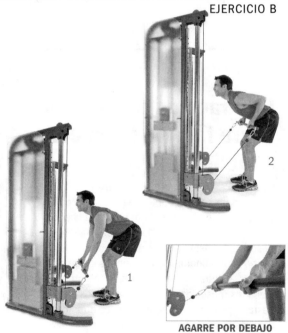

**AGARRE POR DEBAJO**

**CLAVE: PTM:** Punto Máximo de Tensión. **Técnica de respiración con resoplidos:** Inhala mientras cuentas hasta 10 y exhala con resoplidos breves. **Horario:** Cada ejercicio debe tomar 90 segundos, y cada circuito debe tomar 6 minutos.

PECHO

EJERCICIO C

# Pres inclinado con mancuernas

Agarra un par de mancuernas y acuéstate sobre la banqueta. Empuja las mancuernas juntas hacia arriba, con los codos ligeramente doblados, manteniendo la espalda recta y los músculos abdominales tensos. Respira con resoplidos a medida que bajas las mancuernas mientras cuentas hasta 10. Mantén la posición durante 2 segundos en el PMT. Empuja las mancuernas hacia arriba, hacia la posición inicial, mientras cuentas hasta 10. Sin descansar, repite tres veces.

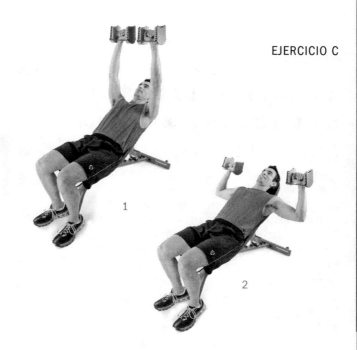

---

ABDOMINALES

EJERCICIO D

# Contracción abdominal doble sobre la banqueta

Acuéstate boca arriba sobre una banqueta plana, con una mancuerna debajo de la barbilla para aumentar la resistencia (mira la foto). Alza los pies del piso unas 2 pulgadas. Respira con resoplidos a medida que, simultáneamente, haces una contracción abdominal y elevas las rodillas mientras cuentas hasta 10. Mantén la posición y tensa los músculos durante 2 segundos en el PMT. Regresa a la posición inicial mientras cuentas hasta 10. Asegúrate de mantener los pies a unas 2 pulgadas del piso cuando termines el movimiento anterior. Sin descansar, repite tres veces.

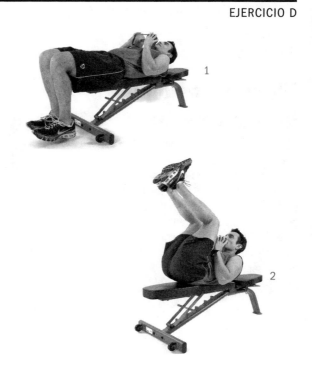

## PIERNAS

EJERCICIO A

# Extensión de los tendones de las corvas en la banqueta (cable opcional)

Con la polea en su nivel más bajo, engancha el cable al accesorio para el tobillo. Pon una rodilla sobre la banqueta mientras usas ambas manos para sostener tu cuerpo. Mantén la cabeza erguida y la espalda recta durante el ejercicio, y el pie flexionado hacia atrás. Respira con resoplidos a medida que llevas una pierna hacia arriba y hacia atrás, mientras cuentas hasta 10, manteniéndola estirada por completo. Mantén la posición y tensa los músculos durante 2 segundos en el PMT. Regresa a la posición inicial mientras cuentas hasta 10. Sin descansar, repite una vez más; luego cambia de pierna y haz dos repeticiones más, hasta un total de cuatro repeticiones. **Movimiento de refuerzo:** *Extensión de los glúteos sobre la bola suiza, página 86.*

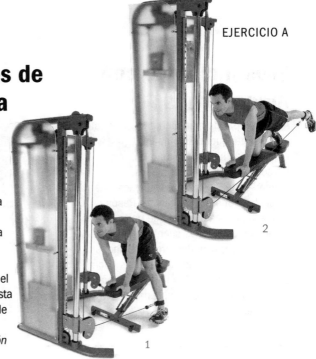

---

## ESPALDA

EJERCICIO B

# Hiperextensión en la silla romana

Colócate sobre una silla romana con los brazos cruzados sobre el pecho. Dóblate por la cintura. Respira con resoplidos a medida que elevas el torso mientras cuentas hasta 10. Mantén la posición y tensa los músculos durante 2 segundos en el PMT. Baja a la posición inicial mientras cuentas hasta 10. Sin descansar, repite tres veces.

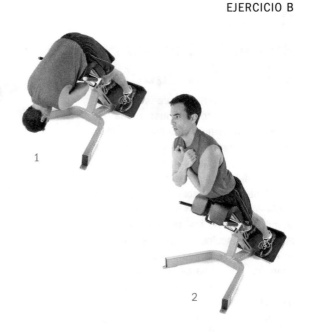

---

**CLAVE: PTM:** Punto Máximo de Tensión. **Técnica de respiración con resoplidos:** Inhala mientras cuentas hasta 10 y exhala con resoplidos breves. **Horario:** Cada ejercicio debe tomar 90 segundos, y cada circuito debe tomar 6 minutos.

## PECHO

EJERCICIO C

# Levantamiento del cable hacia arriba

Sitúa las poleas en sus niveles más bajos. Agarra las asas con las palmas mirando hacia el frente y sitúa las piernas en posición de tijerilla. Respira con resoplidos a medida que alzas los cables, tratando de acercarlos a lo largo del movimiento. Mantén la posición y tensa los músculos durante 2 segundos en el PMT. Lleva los cables hacia atrás, hacia la posición inicial mientras cuentas hasta 10. Sin descansar, repite tres veces. **Movimiento de refuerzo:** *Vuelo de mancuernas inclinado en la bola suiza, página 85.*

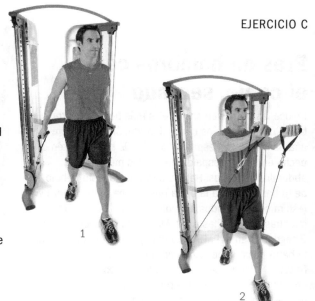

## ABDOMINALES

EJERCICIO D

# Giro ruso con el cable, sobre la bola

Sitúa la polea aproximadamente al nivel de tu cintura. Agarra el asa y acuéstate boca arriba sobre la bola, apoyando en ella la cabeza y el cuello; mantén las caderas hacia arriba, los brazos rectos y los músculos abdominales tensos. Respira con resoplidos a medida que vas rotando lentamente el torso mientras cuentas hasta 10. Mantén la posición y tensa los músculos durante 2 segundos en el PMT (cuando los brazos estén casi paralelos al piso). Gira de nuevo hacia la posición inicial mientras cuentas hasta 10. Sin descansar, repite tres veces hasta hacer un total de 2 repeticiones por cada lado. **Movimiento de refuerzo:** *Giro ruso, página 93.*

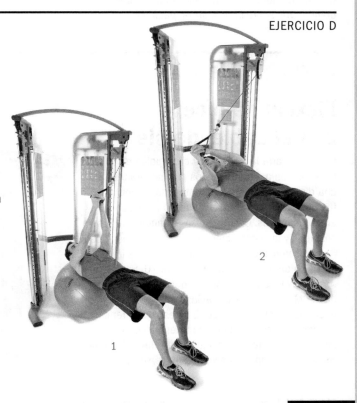

FINAL

## HOMBROS

EJERCICIO A

# Pres de hombros con el cable, sentado

Coloca las poleas en sus niveles más bajos y agarra la barra, con las palmas hacia el frente. Siéntate sobre una banqueta con espaldar, o sobre la bola. Mantén el pecho erguido, la espalda recta y los músculos abdominales tensos. Hala la barra hasta justo debajo de tu barbilla. Lleva la barra por encima de tu cabeza y respira con resoplidos a medida que bajas la barra mientras cuentas hasta 10. Mantén la posición durante 2 segundos en el PMT, justo debajo de tu barbilla. Lleva la barra hacia la posición inicial mientras cuentas hasta 10. Sin descansar, repite tres veces. (Asegúrate de mantener la barra en la posición correcta durante todo el movimiento, ni demasiado atrás de ti ni demasiado adelante.) **Movimiento de refuerzo:** *Pres de hombros sobre la bola suiza, página 88.*

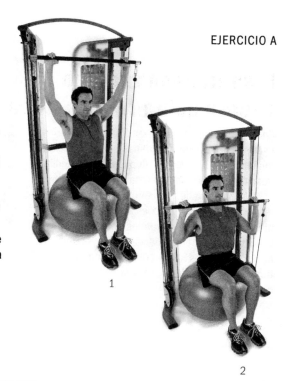

1

2

## BÍCEPS

EJERCICIO B

# Flexión de bíceps con el cable, de pie

Primero, agarra la barra y coloca la polea en su nivel más bajo. Párate con los pies separados a una distancia aproximadamente igual al ancho de tus hombros, con un espacio de 10 a 12 pulgadas entre tus manos. Con los brazos extendidos a los costados y los codos bien pegados a tus costados, respira con resoplidos a medida que halas la barra hacia arriba mientras cuentas hasta 10. Sostén la posición y tensa los músculos durante 2 segundos en el PMT. Baja la barra hacia la posición inicial mientras cuentas hasta 10. Sin descansar, repite tres veces. (Asegúrate de no mover los codos de los lados durante todo el ejercicio.) **Movimiento de refuerzo:** *Flexión de brazo, de pie, página 76.*

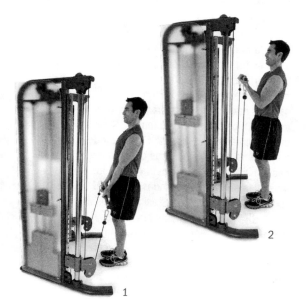

1

2

**CLAVE: PTM:** Punto Máximo de Tensión. **Técnica de respiración con resoplidos:** Inhala mientras cuentas hasta 10 y exhala con resoplidos breves. **Horario:** Cada ejercicio debe tomar 90 segundos, y cada circuito debe tomar 6 minutos.

## TRÍCEPS

# Pres francés con cable y cuerda sobre la bola suiza

Con la polea en su nivel más bajo, agarra la cuerda accesoria para halar el cable y acuéstate boca arriba sobre la bola suiza de modo que la cabeza y el cuello queden apoyados en ella. Mantén las caderas y los músculos abdominales tensos a lo largo de todo el ejercicio. Extiende la cuerda con los codos ligeramente doblados y las palmas frente a frente. Deja caer los brazos ligeramente hacia atrás (unas 2 pulgadas) y respira con resoplidos a medida que flexionas los codos y bajas el peso mientras cuentas hasta 10. Mantén la posición durante 2 segundos en el PMT, aproximadamente a 1 pulgada por encima de tu cabeza. Alza el peso de vuelta hacia la posición inicial mientras cuentas hasta 10. Sin descansar, repite tres veces.
**Movimiento de refuerzo:** *Pres francés con mancuernas sobre la bola suiza, página 103.*

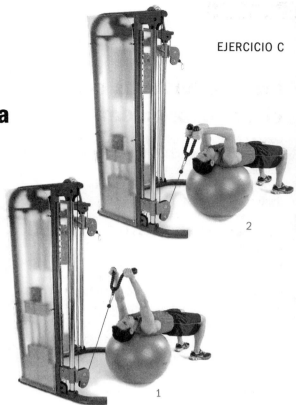

## ABDOMINALES

# Rodillas hacia los codos en la banqueta

Acuéstate boca arriba cerca del extremo superior de la banqueta. Lleva las manos hacia atrás de ti y agárrate de la banqueta al nivel de tus orejas. Trata de acercar los codos y mantén la barbilla erguida y los músculos abdominales tensos. Respira con resoplidos a medida que subes las rodillas lentamente hacia los codos mientras cuentas hasta 10. Mantén la posición y tensa los músculos durante 2 segundos en el PMT (donde los codos tocan las rodillas). Regresa a la posición inicial mientras cuentas hasta 10, sin que los pies lleguen a tocar el piso. Sin descansar, repite tres veces.

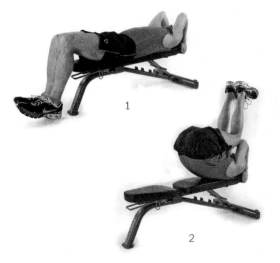

## HOMBROS

# Elevación lateral con el cable, de pie

Con la polea aproximadamente a la altura de los hombros, agarra las asas en cruz. Párate erguido, con los músculos abdominales tensos y la espalda recta. Respira con resoplidos a medida que elevas las asas mientras cuentas hasta 10. Mantén la posición y tensa los músculos durante 2 segundos en el PMT. Luego, baja el peso hacia la posición inicial, mientras cuentas hasta 10. Sin descansar, repite tres veces. **Movimiento de refuerzo:** *Elevación lateral, de pie, página 78.*

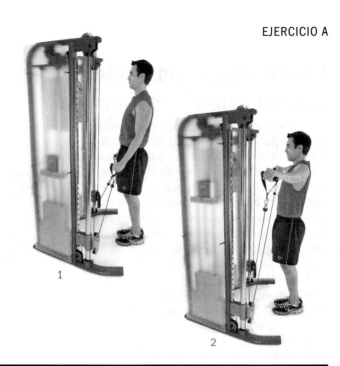

## BÍCEPS

# Flexión de brazo lateral, de pie

Agarra un par de mancuernas con las palmas mirando hacia fuera y los codos a tus costados. Mantén el pecho erguido, los pies separados a una distancia igual al ancho de tus caderas, las rodillas ligeramente dobladas y los músculos abdominales tensos a lo largo del ejercicio. Respira con resoplidos a medida que elevas las mancuernas mientras cuentas hasta 10. Mantén la posición y tensa los músculos durante 2 segundos en el PMT, y luego baja las mancuernas hacia la posición inicial mientras cuentas hasta 10, hasta que los brazos queden completamente extendidos al final del movimiento. Sin descansar, repite tres veces. (Mientras realizas el ejercicio, asegúrate de no separar los codos del cuerpo.)

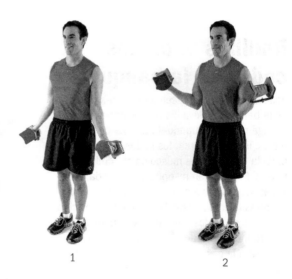

**CLAVE: PTM:** Punto Máximo de Tensión. **Técnica de respiración con resoplidos:** Inhala mientras cuentas hasta 10 y exhala con resoplidos breves. **Horario:** Cada ejercicio debe tomar 90 segundos, y cada circuito debe tomar 6 minutos.

## TRÍCEPS

# Extensión de tríceps hacia abajo, con el cable

Coloca las poleas en sus niveles más altos. Agarra la barra, con las manos separadas aproximadamente 1 pie. Pega los codos contra tus costados y extiende los brazos hacia abajo. Respira con resoplidos a medida que halas la barra hacia arriba mientras cuentas hasta 10. Mantén la posición durante 2 segundos en el PMT (justo antes de que los codos formen ángulos de 90 grados). Baja los brazos hacia la posición inicial mientras cuentas hasta 10. Sin descansar, repite tres veces. ***Movimiento de refuerzo:*** *Fondo en la silla, página 77.*

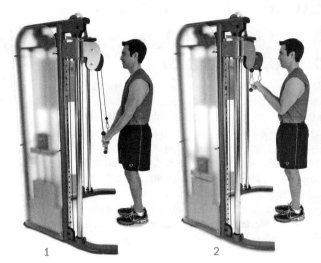

1    2

## ABDOMINALES

# Contracción abdominal sobre la bola suiza con el cable fijo

Con la polea en su nivel más bajo, agarra la cuerda para halar el cable y hálala hasta que toque la parte posterior de tu cabeza. Échate sobre la bola y deja caer las caderas ligeramente. Respira con resoplidos a medida que haces una contracción abdominal, llevando los codos a las rodillas mientras cuentas hasta 10. Mantén la posición y tensa los músculos durante 2 segundos en el PMT. Baja hasta la posición inicial mientras cuentas hasta 10. Sin descansar, repite tres veces. ***Movimiento de refuerzo:*** *Contracción abdominal sobre la bola suiza, página 79.*

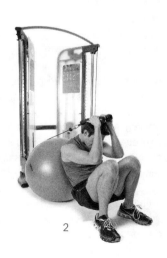

1    2

## HOMBROS

EJERCICIO A

# Extensión de deltoides hacia atrás con el cable, reclinado

Con las poleas en sus niveles más altos, agarra las asas en cruz y acuéstate sobre la banqueta inclinada. Extiende los brazos y dobla ligeramente los codos. Respira con resoplidos a medida que llevas los brazos hacia atrás, con un movimiento "arqueado", mientras cuentas hasta 10. Mantén la posición y tensa los músculos durante 2 segundos en el PMT. Regresa a la posición inicial mientras cuentas hasta 10. Sin descansar, repite tres veces. **Movimiento de refuerzo:** *Levantamiento de deltoides hacia atrás, sentado, página 80.*

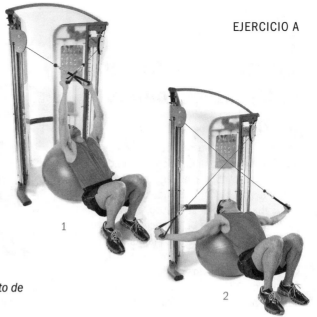

## BÍCEPS

EJERCICIO B

# Flexión predicador con el cable sobre la bola suiza

Primero, engancha la barra y coloca la polea en su nivel más bajo. Échate de frente sobre la bola, de rodillas sobre el piso; agarra la barra con las manos separadas aproximadamente 1 pie y las palmas hacia arriba. Respira con resoplidos a medida que alzas el peso mientras cuentas hasta 10, hasta un ángulo aproximado de 90 grados. Mantén la posición y tensa los músculos en el PMT durante 2 segundos. Baja el peso mientras cuentas hasta 10. Sin descansar, repite tres veces. (La flexión predicador es la única flexión en la que no deberías permitir que tus brazos se extiendan por completo. Mantenlos ligeramente doblados al final del movimiento.) **Movimiento de refuerzo:** *Flexión predicador sobre la bola suiza, página 80.*

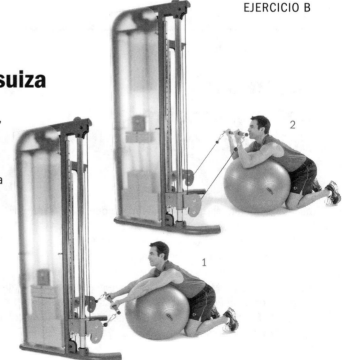

**CLAVE: PTM:** Punto Máximo de Tensión. **Técnica de respiración con resoplidos:** Inhala mientras cuentas hasta 10 y exhala con resoplidos breves. **Horario:** Cada ejercicio debe tomar 90 segundos, y cada circuito debe tomar 6 minutos.

TRÍCEPS

## Extensión de tríceps hacia atrás con el cable

Coloca la polea en su nivel más bajo. Agarra la
barra accesoria con las palmas mirando al techo, y
siéntate sobre la banqueta inclinada; mantén el
pecho erguido y los músculos abdominales
tensos. Extiende los brazos, con los bíceps bien
pegados a tu cabeza. Respira con resoplidos a
medida que bajas la barra por detrás de tu
cabeza mientras cuentas hasta 10. Mantén la
posición durante 2 segundos en el PMT (cuando
tus codos hayan alcanzado un ángulo de 90
grados). Extiende la barra hacia la posición inicial
mientras cuentas hasta 10. Sin descansar, repite
tres veces. (A lo largo del ejercicio, evita que los
codos se vayan hacia fuera, o que la espalda se
arquee.) ***Movimiento de refuerzo:*** *Extensión de
tríceps hacia atrás sobre la bola suiza, página
89.*

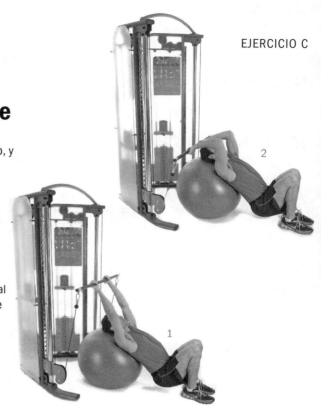

EJERCICIO C

ABDOMINALES

EJERCICIO D

## La navaja

Lo primero es que te pares de espaldas a la bola
suiza, a unos 3 pies de distancia de ella, y pongas las
palmas sobre el piso, separadas a una distancia igual
al ancho de tus hombros. Entonces, sube un pie
encima de la bola, de manera que te quede media
canilla encima de ella. Cuando estés estabilizado, sube el
otro pie a la bola; mantén la cabeza mirando hacia el frente,
la espalda recta y los músculos abdominales tensos.
Lentamente, hala las rodillas hacia la barbilla mientras
cuentas hasta 10, a medida que te concentras en mantener
la estabilidad tensando los músculos abdominales. Mantén la
posición y tensa los músculos durante 2 segundos en el PMT.
Regresa a la posición inicial mientras cuentas hasta 10. Sin
descansar, repite tres veces.

FINAL

COMIENZO

## PIERNAS

EJERCICIO A

# Sentadilla en la banqueta con la máquina de cable

Sitúa las poleas en sus niveles más bajos y párate con una pierna a cada lado de la banqueta, con la barra apoyada sobre la parte trasera de los hombros y los pies a una distancia ligeramente superior al ancho de tus hombros. Mantén la espalda recta, los músculos abdominales tensos y la cabeza erguida. Respira con resoplidos a medida que haces la sentadilla mientras cuentas hasta 10. Mantén la posición durante 2 segundos en el PMT, a unas 2 pulgadas del asiento de la banqueta. Empuja con los talones para incorporarte y regresar a la posición inicial mientras cuentas hasta 10. Sin descansar, repite tres veces. **Movimiento de refuerzo:** Sentadilla con plié, página 74.

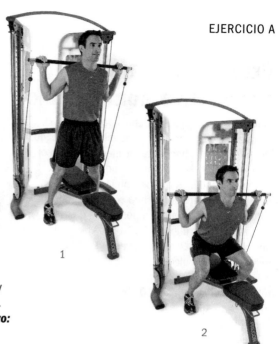

## ESPALDA

EJERCICIO B

# Halado en la máquina de cable fijo

Coloca la polea en su nivel más alto y agarra la barra por debajo (mira la foto). Siéntate sobre los talones, con los brazos totalmente extendidos. Mantén la espalda recta, el pecho erguido y los músculos abdominales tensos. Respira con resoplidos a medida que halas la barra hacia la parte superior de tu pecho mientras cuentas hasta 10. Mantén la posición y tensa los músculos durante 2 segundos en el PMT. Luego baja el peso a la posición inicial mientras cuentas hasta 10. Sin descansar, repite tres veces.

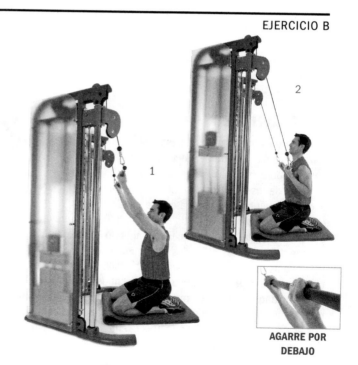

**AGARRE POR DEBAJO**

**CLAVE: PTM:** Punto Máximo de Tensión. **Técnica de respiración con resoplidos:** Inhala mientras cuentas hasta 10 y exhala con resoplidos breves. **Horario:** Cada ejercicio debe tomar 90 segundos, y cada circuito debe tomar 6 minutos.

## PECHO

# Pres horizontal sobre la bola suiza con el cable fijo

Sitúa las poleas en su nivel más bajo, agarra la barra y acuéstate boca arriba sobre una bola suiza, con las caderas elevadas. Sube la barra hacia arriba, con los codos ligeramente doblados. Respira con resoplidos a medida que bajas la barra hacia el pecho mientras cuentas hasta 10. Mantén la posición durante 2 segundos en el PMT. Empuja la barra hacia su posición inicial mientras cuentas hasta 10. Sin descansar, repite tres veces.
***Movimiento de refuerzo:*** *Pres horizontal sobre la bola suiza, página 87.*

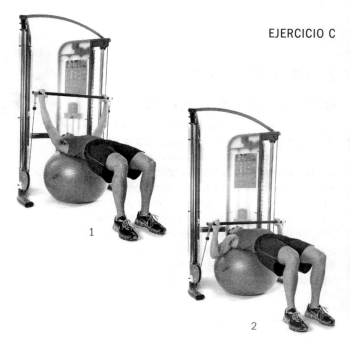

## ABDOMINALES

# La navaja

Lo primero es que te pares de espaldas a la bola suiza, unos 3 pies de distancia de ella, y pongas las palmas sobre el piso, separadas a una distancia igual al ancho de tus hombros. Entonces, sube un pie encima de la bola, de manera que te quede media canilla encima de ella. Cuando estés estabilizado, sube el otro pie a la pelota; mantén la cabeza mirando hacia el frente, la espalda recta y los músculos abdominales tensos. Lentamente, hala las rodillas hacia la barbilla mientras cuentas hasta 10, a medida que te concentras en mantener la estabilidad tensando los músculos abdominales. Mantén la posición y tensa los músculos durante 2 segundos en el PMT. Regresa a la posición inicial mientras cuentas hasta 10. Sin descansar, repite tres veces.

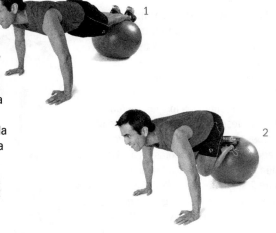

## PIERNAS

EJERCICIO A

# Sentadilla con abertura de piernas

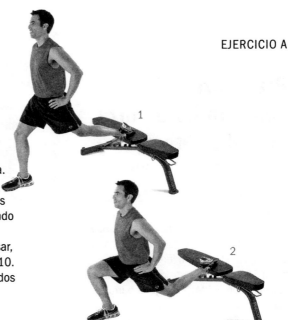

Párate a unos 3 pies de una banqueta de ejercicios. Pon el pie trasero sobre la banqueta, con la parte superior del zapato tocando ligeramente la banqueta. Con la espalda recta, el pecho erguido y los músculos abdominales tensos, respira con resoplidos a medida que doblas la rodilla del frente y vas bajando hacia el piso mientras cuentas hasta 10. Mantén la posición durante 2 segundos en el PMT. Sin descansar, regresa a la posición inicial mientras cuentas hasta 10. Repite una vez más y luego cambia de pierna y haz dos repeticiones más, hasta un total de cuatro.

## ESPALDA

EJERCICIO B

# Remo inclinado en la máquina de cable fijo, con agarre corto

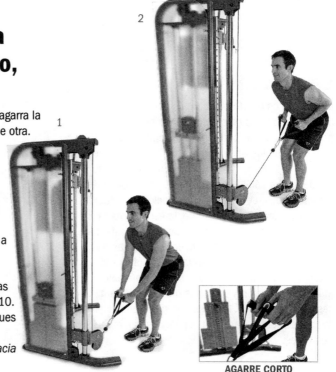

AGARRE CORTO

Sitúa las poleas en sus niveles más bajos y agarra la barra con las manos a corta distancia una de otra. Dóblate por la cintura hacia el frente como si estuvieras tratando de amarrarte los zapatos y levanta solamente la barbilla y el pecho, para que la espalda se arquee ligeramente. Mantén las rodillas ligeramente dobladas y respira con resoplidos a medida que subes la barra hacia atrás, en dirección a las caderas, mientras cuentas hasta 10. Mantén la posición y tensa los omóplatos durante 2 segundos en el PMT. Baja las pesas a la posición inicial mientras cuentas hasta 10. Sin descansar, repite tres veces. (No despegues los codos de los costados de tu cuerpo.)
***Movimiento de refuerzo:*** *Remo inclinado hacia el frente, página 72.*

**CLAVE: PTM:** Punto Máximo de Tensión. **Técnica de respiración con resoplidos:** Inhala mientras cuentas hasta 10 y exhala con resoplidos breves. **Horario:** Cada ejercicio debe tomar 90 segundos, y cada circuito debe tomar 6 minutos.

## PECHO

EJERCICIO C

# Pres horizontal sobre la bola suiza

Agarra un par de mancuernas y acuéstate sobre la bola de forma que los omóplatos descansen cómodamente sobre ella. Extiende los brazos al frente y empuja las mancuernas, juntas, en dirección al techo. Respira con resoplidos a medida que bajas las mancuernas mientras cuentas hasta 10. Mantén la posición durante 2 segundos en el PMT, aproximadamente a 1 pulgada por encima del pecho. Empuja las mancuernas hacia arriba y juntas hacia la posición inicial mientras cuentas hasta 10. Sin descansar, repite tres veces.

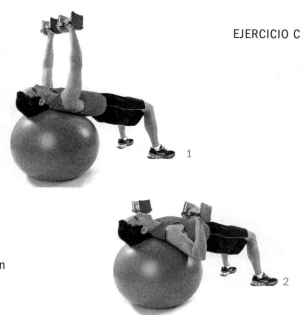

## ABDOMINALES

EJERCICIO D

# Contracción abdominal en la banqueta (cable opcional)

Siéntate en el borde de una banqueta de ejercicios, lleva las manos hacia atrás y agárrate de los lados de la banqueta. Extiende las piernas hacia el frente y reclina el torso ligeramente hacia atrás. Respira con resoplidos a medida que llevas las rodillas hacia la barbilla mientras cuentas hasta 10. Mantén la posición y tensa los músculos durante 2 segundos en el PMT. Regresa a la posición inicial mientras cuentas hasta 10. Sin descansar, repite tres veces. (Para aumentar la resistencia, engancha los pies al accesorio para halar el cable y añádele un peso ligero.)

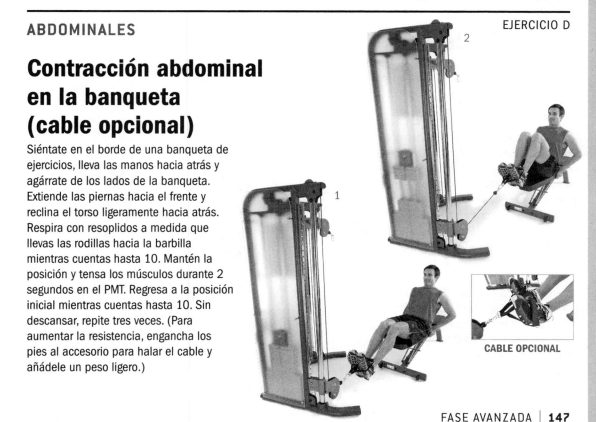

**CABLE OPCIONAL**

## PIERNAS

EJERCICIO A

# Sentadilla lateral

De pie, abre las piernas de forma que la distancia entre ellas sea aproximadamente 2 pies más que el ancho de tus hombros. Respira con resoplidos a medida que haces cuclillas con una pierna, inclinando hacia ese lado, al tiempo que mantienes la otra pierna extendida mientras cuentas hasta 10. Mantén la posición en el PMT durante 2 segundos. Regresa a la posición inicial mientras cuentas hasta 10. Sin descansar, alterna los lados y haz dos repeticiones en cada lado hasta realizar un total de cuatro.

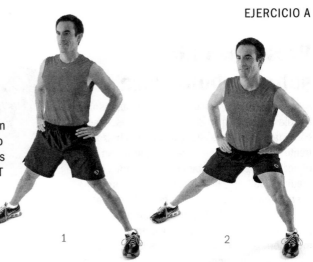

1          2

## ESPALDA

EJERCICIO B

# Elevación de peso muerto con mancuernas

Párate con una mancuerna en cada mano y los pies separados aproximadamente de 6 a 8 pulgadas. Dóblate por la cintura como si estuvieras tratando de amarrarte los zapatos. Mantén la barbilla y el pecho erguidos para que la espalda se arquee ligeramente. Respira con resoplidos a medida que elevas el torso mientras cuentas hasta 10, empujando con los talones y sirviéndote de la parte baja de la espalda y los tendones de las corvas. Mantén la posición durante 2 segundos en el PMT (al final del movimiento). Regresa a la posición inicial mientras cuentas hasta 10. Sin descansar, repite tres veces.

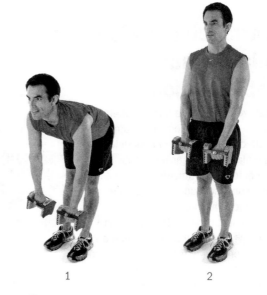

1          2

**CLAVE: PTM:** Punto Máximo de Tensión. **Técnica de respiración con resoplidos:** Inhala mientras cuentas hasta 10 y exhala con resoplidos breves. **Horario:** Cada ejercicio debe tomar 90 segundos, y cada circuito debe tomar 6 minutos.

## PECHO

# Vuelo hacia abajo con el cable

Coloca las poleas en sus niveles más altos. Agarra las asas de las poleas y adelanta una pierna con la espalda recta, el pecho erguido y los músculos abdominales tensos. Lleva una mano hacia la otra y únelas frente a tu esternón. Respira con resoplidos a medida que llevas los brazos hacia los lados y hacia atrás, haciéndole una lenta resistencia a los cables, mientras cuentas hasta 10. Mantén la posición durante 2 segundos en el PMT. Hala las pesas hacia la posición inicial mientras cuentas hasta 10. Sin descansar, repite tres veces. **Movimiento de refuerzo:** *Vuelo horizontal con mancuernas sobre la bola suiza, página 75.*

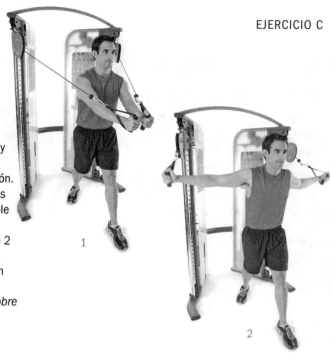

1

2

---

## ABDOMINALES

# Contracción abdominal de bicicleta

Acuéstate boca arriba. Pon las manos detrás de la cabeza y alza los talones unas 2 pulgadas del piso; mantén la barbilla erguida y los músculos abdominales tensos durante todo el ejercicio. Lleva el codo derecho hacia la rodilla izquierda y respira con resoplidos a medida que giras hacia el otro lado mientras cuentas hasta 10. Mantén la posición y tensa los músculos en el PMT (donde el codo toca la rodilla) durante 2 segundos. Baja a la posición inicial mientras cuentas hasta 10. Sin descansar, repite tres veces.

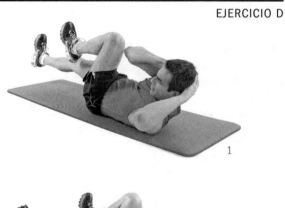

1

2

FINAL

## HOMBROS

EJERCICIO A

# Pres de hombros en la banqueta, sentado

Agarra un par de mancuernas y siéntate sobre una banqueta de ejercicios con espaldar. Con las palmas hacia el frente, lleva las mancuernas por encima de la cabeza. Respira con resoplidos a medida que bajas las mancuernas mientras cuentas hasta 10. Mantén la posición y tensa los músculos durante 2 segundos en el PMT (al nivel de la barbilla). Sube las mancuernas a la posición inicial mientras cuentas hasta 10. Sin descansar, repite tres veces.

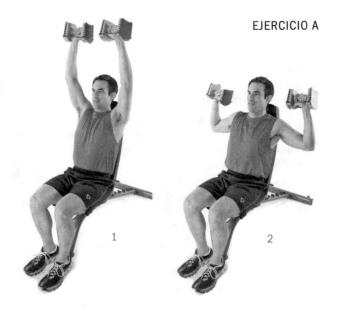

1    2

## BÍCEPS

EJERCICIO B

# Flexión de brazo, de pie

Agarra un par de mancuernas con las palmas mirando al frente. Párate con los pies separados a una distancia igual al ancho de tus hombros, con los brazos extendidos a los lados, y las rodillas ligeramente dobladas. Respira con resoplidos a medida que elevas las mancuernas mientras cuentas hasta 10, hasta pasar ligeramente el ángulo de 90 grados. Mantén la posición y tensa los músculos durante 2 segundos en el PMT, y luego baja las mancuernas mientras cuentas hasta 10. Sin descansar, repite tres veces. (Mantén los codos bien pegados a los costados de tu cuerpo a lo largo de todo el ejercicio.)

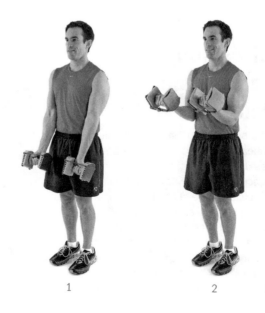

1    2

**CLAVE: PTM:** Punto Máximo de Tensión. **Técnica de respiración con resoplidos:** Inhala mientras cuentas hasta 10 y exhala con resoplidos breves. **Horario:** Cada ejercicio debe tomar 90 segundos, y cada circuito debe tomar 6 minutos.

## TRÍCEPS

EJERCICIO C

# Extensión de tríceps hacia abajo, con el cable fijo

Agarra la cuerda y coloca las poleas en su nivel más alto, con las manos frente a frente. Pega los codos contra tus costados y baja la cuerda hasta que quede aproximadamente al nivel de tu pecho. Respira con resoplidos a medida que halas la barra hacia abajo mientras cuentas hasta 10, girando las manos hacia fuera al final del movimiento (mira la foto). Mantén la posición y tensa los músculos en el PMT (justo antes de que el brazo quede completamente recto) durante 2 segundos. Regresa las mancuernas hacia la posición inicial mientras cuentas hasta 10. Sin descansar, repite tres veces. **Movimiento de refuerzo:** *Fondo en la silla, página 77.*

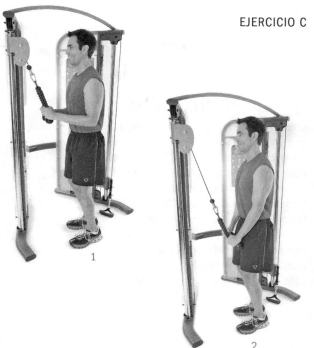

---

## ABDOMINALES

EJERCICIO D

# Contracción abdominal sobre la bola suiza, con los pies elevados

Siéntate sobre la bola, a unos 2 pies de una pared, con los brazos en cruz. Adelanta los pies y colócalos contra la pared. Respira de la forma indicada a medida que haces una contracción abdominal mientras cuentas hasta 10, sirviéndote solamente de los músculos abdominales. Mantén la posición y tensa los músculos durante 2 segundos en el PMT. Luego, regresa a la posición inicial mientras cuentas hasta 10. Sin descansar, repite tres veces.

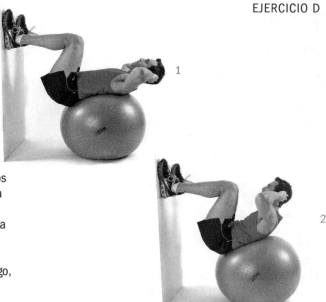

## HOMBROS

# Remo vertical en la máquina de cable

Con las poleas en su nivel más bajo, agarra la barra con las palmas mirando hacia ti y una distancia de 8 pulgadas entre tus manos. Párate derecho, con la espalda recta y los músculos abdominales tensos. Respira con resoplidos a medida que alzas la barra hasta la barbilla mientras cuentas hasta 10. Mantén la posición y tensa los músculos durante 2 segundos en el PMT. Baja el peso hacia la posición inicial mientras cuentas hasta 10. Sin descansar, repite tres veces. **Movimiento de refuerzo:** *Remo vertical, página 116.*

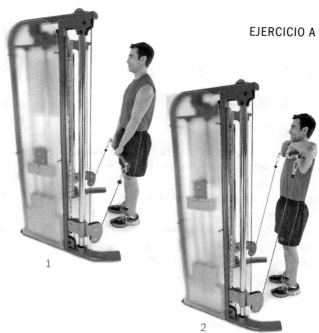

## BÍCEPS

# Flexión de bíceps inclinado

Agarra un par de mancuernas y reclínate hacia atrás ligeramente sobre una banqueta inclinada; deja que tus brazos cuelguen a los lados de forma natural, con las palmas hacia el frente. Respira con resoplidos a medida que alzas las mancuernas mientras cuentas hasta 10. Mantén la posición y tensa los músculos durante 2 segundos en el PMT. Baja las mancuernas a la posición inicial mientras cuentas hasta 10, hasta que los brazos queden completamente rectos al final del movimiento. Sin descansar, repite tres veces. (Mantén los codos bien pegados a tus costados durante todo el ejercicio.)

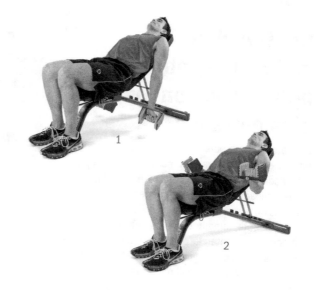

**CLAVE: PTM:** Punto Máximo de Tensión. **Técnica de respiración con resoplidos:** Inhala mientras cuentas hasta 10 y exhala con resoplidos breves. **Horario:** Cada ejercicio debe tomar 90 segundos, y cada circuito debe tomar 6 minutos.

## TRÍCEPS

# Fondo en la banqueta, sobre la bola suiza

Siéntate en el borde delantero de una banqueta de ejercicios, con las manos cerca de los costados de tu cuerpo, los dedos hacia el frente y las piernas extendidas sobre la bola suiza. Respira con resoplidos a medida que vas bajando el cuerpo mientras cuentas hasta 10. Mantén la posición y tensa los músculos durante 2 segundos en el PMT. Empújate hacia arriba hasta llegar a la posición inicial, mientras cuentas hasta 10. Sin descansar, repite tres veces. Si este ejercicio te resulta demasiado difícil, haz la versión de Fondo en la silla que está en la página 77.

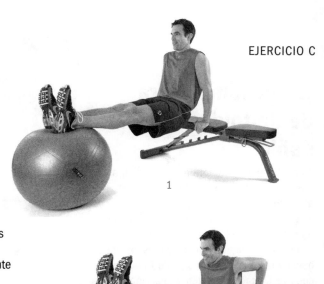

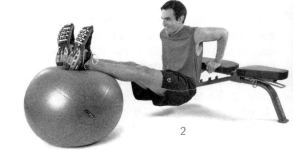

## ABDOMINALES

# Contracción abdominal doble sobre la banqueta

Acuéstate boca arriba sobre una banqueta plana, con una mancuerna debajo de la barbilla para aumentar la resistencia. Alza los pies del piso unas 2 pulgadas. Respira con resoplidos a medida que, simultáneamente, haces una contracción abdominal y elevas las rodillas mientras cuentas hasta 10. Mantén la posición y tensa los músculos durante 2 segundos en el PMT. Regresa a la posición inicial mientras cuentas hasta 10. Asegúrate de mantener los pies a unas 2 pulgadas del piso cuando termines el movimiento anterior. Sin descansar, repite tres veces.

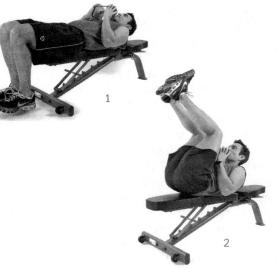

## HOMBROS

# Extensión trasera de deltoides con el cable

Ajusta las poleas de forma que queden al nivel de tus hombros. Sirviéndote de las asas, cruza los brazos y agarra los cables; luego camina hacia atrás hasta que te quede una mano encima de la otra. Respira con resoplidos a medida que extiendes los brazos hacia atrás hasta la posición de T mientras cuentas hasta 10. Mantén la posición y tensa los músculos durante 2 segundos en el PMT. Regresa a la posición inicial mientras cuentas hasta 10. Sin descansar, repite tres veces.

***Movimiento de refuerzo:*** *Levantamiento de deltoides hacia atrás, sentado, página 80.*

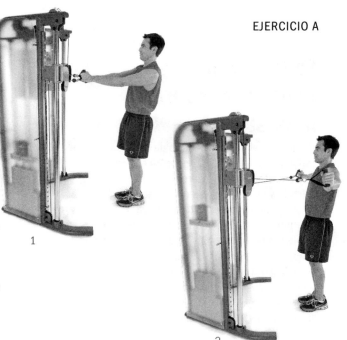

## BÍCEPS

# Flexión reclinado con el cable fijo

Sitúa la polea en su nivel más bajo y agarra la barra. Reclínate en una banqueta inclinada, sin despegar los codos de los costados y con los brazos totalmente extendidos. Respira con resoplidos a medida que halas y flexionas la barra hacia arriba mientras cuentas hasta 10. Mantén la posición en el PMT (donde los bíceps están completamente contraídos) durante 2 segundos. Baja la barra hacia la posición inicial mientras cuentas hasta 10. Sin descansar, repite tres veces. (Asegúrate de no despegar los codos de tus costados durante todo el ejercicio.)

***Movimiento de refuerzo:*** *Flexión de brazos, de pie, página 76.*

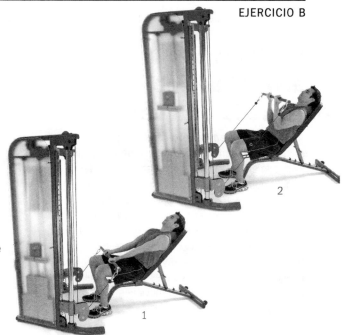

**CLAVE: PTM:** Punto Máximo de Tensión. **Técnica de respiración con resoplidos:** Inhala mientras cuentas hasta 10 y exhala con resoplidos breves. **Horario:** Cada ejercicio debe tomar 90 segundos, y cada circuito debe tomar 6 minutos.

## TRÍCEPS

EJERCICIO C

# Pres francés con cables sobre la bola suiza, con la cuerda

Con la polea en su nivel más bajo, agarra la cuerda para halar el cable y acuéstate boca arriba sobre la bola suiza de modo que la cabeza y el cuello queden apoyados en ella. Mantén las caderas y los músculos abdominales tensos a lo largo de todo el ejercicio. Extiende la cuerda con los codos ligeramente doblados y las palmas frente a frente. Deja caer los brazos ligeramente hacia atrás (unas 2 pulgadas) y respira con resoplidos a medida que flexionas los codos y bajas el peso mientras cuentas hasta 10. Mantén la posición durante 2 segundos en el PMT, aproximadamente a 1 pulgada por encima de tu cabeza. Alza la pesa de vuelta hacia la posición inicial mientras cuentas hasta 10. Sin descansar, repite tres veces.
**Movimiento de refuerzo:** *Pres francés con mancuernas sobre la bola suiza, página 103.*

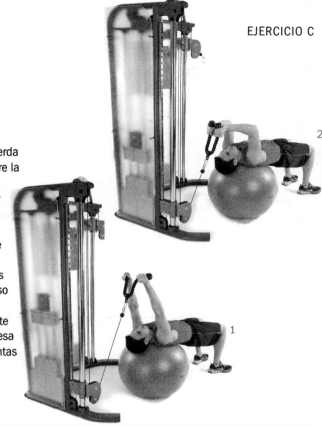

---

## ABDOMINALES

EJERCICIO D

# Flexiones laterales oblicuas en silla romana

Cruza los brazos y acuéstate de costado en la silla romana. Inclínate hacia abajo para comenzar el ejercicio. Mantén la espalda recta y los músculos abdominales tensos. Haz una contracción abdominal mientras cuentas hasta 10. Mantén la posición y tensa los músculos durante 2 segundos en el PMT. Regresa a la posición inicial mientras cuentas hasta 10. Sin descansar, repite una vez más con este costado; luego cambia de lado y haz dos repeticiones más para un total de cuatro repeticiones.

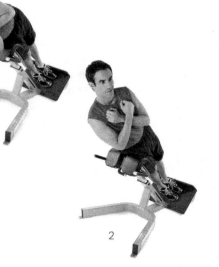

FINAL

## PIERNAS

EJERCICIO A

# Sentadilla con plié

Agarra una mancuerna con ambas manos y párate con los pies separados el doble del ancho de tus hombros, con los dedos de los pies hacia los lados, alineados con las rodillas. Respira con resoplidos a medida que haces la sentadilla mientras cuentas hasta 10. Mantén la posición durante 2 segundos en el PMT. Empuja con los talones y regresa a la posición inicial mientras cuentas 10. Sin descansar, repite tres veces.

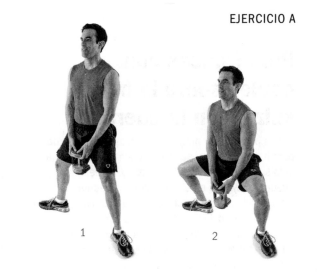

1    2

## ESPALDA

EJERCICIO B

# Halado en W en la máquina de cable fijo

Con las poleas en sus niveles más altos, agarra ambas asas con las palmas frente a frente. Siéntate, reclinado hacia atrás, y mantén el pecho erguido y los músculos abdominales tensos. Respira con resoplidos a medida que halas el peso hacia abajo mientras cuentas hasta 10. Mantén la posición y tensa los músculos durante 2 segundos en el PMT (donde los codos tocan tus costados). Regresa a la posición inicial mientras cuentas hasta 10. Sin descansar, repite tres veces.

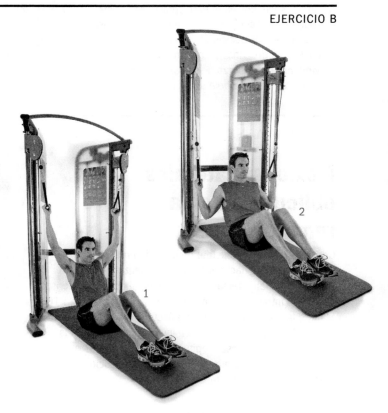

1    2

**CLAVE: PTM:** Punto Máximo de Tensión. **Técnica de respiración con resoplidos:** Inhala mientras cuentas hasta 10 y exhala con resoplidos breves. **Horario:** Cada ejercicio debe tomar 90 segundos, y cada circuito debe tomar 6 minutos.

## PECHO

# Plancha normal

Tiéndete boca abajo, con las manos separadas a una distancia ligeramente superior al ancho de tus hombros, y los dedos apuntando hacia el frente. Empújate hacia la posición inicial; mantén la espalda recta, los músculos abdominales tensos y la cabeza erguida. Respira con resoplidos a medida que bajas el pecho hacia el piso mientras cuentas hasta 10. Mantén la posición durante 2 segundos en el PMT. Empuja el cuerpo hacia atrás, hacia la posición inicial, mientras cuentas hasta 10, y mantén los codos ligeramente doblados. Sin descansar, repite tres veces.

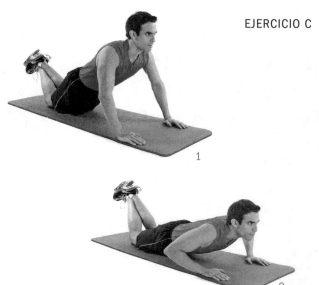

## ABDOMINALES

# La navaja

Lo primero es que te pares de espaldas a la bola suiza, a unos 3 pies de distancia de ella, y pongas las palmas sobre el piso, separadas a una distancia igual al ancho de tus hombros. Entonces, sube un pie encima de la bola, de manera que te quede media canilla encima de ella. Luego, sube el otro pie a la bola; mantén la cabeza mirando hacia el frente, la espalda recta y los músculos abdominales tensos. Lentamente, hala las rodillas hacia la barbilla mientras cuentas hasta 10, a medida que te concentras en mantener la estabilidad tensando los músculos abdominales. Mantén la posición y tensa los músculos durante 2 segundos en el PMT. Regresa a la posición inicial mientras cuentas hasta 10. Sin descansar, repite tres veces.

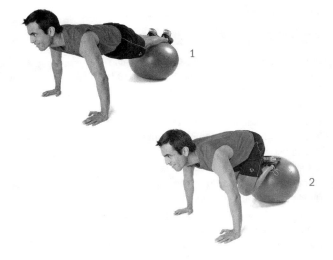

## PIERNAS

EJERCICIO A

# Sentadilla en la banqueta con la máquina de cable fijo

Sitúa las poleas en sus niveles más bajos y párate con una pierna a cada lado de la banqueta, con la barra apoyada sobre la parte trasera de los hombros y los pies a una distancia ligeramente superior al ancho de tus hombros. Mantén la espalda recta, los músculos abdominales tensos y la cabeza erguida. Respira con resoplidos a medida que haces la sentadilla mientras cuentas hasta 10. Mantén la posición durante 2 segundos en el PMT, a unas 2 pulgadas del asiento de la banqueta. Empuja con los talones para incorporarte y regresar a la posición inicial mientras cuentas hasta 10. Sin descansar, repite tres veces. **Movimiento de refuerzo:** *Sentadilla con plié, página 74.*

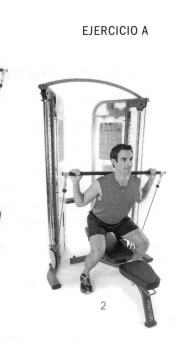

---

## ESPALDA

EJERCICIO B

# Remo inclinado en la máquina de cable

Sitúa las poleas en sus niveles más bajos, y entonces agarra la barra por debajo (mira la foto), con las palmas mirando hacia arriba. Dóblate por la cintura hacia el frente como si estuvieras tratando de amarrarte los zapatos y levanta solamente la barbilla y el pecho, para que la espalda se arquee ligeramente; mantén las rodillas ligeramente dobladas. Respira con resoplidos a medida que subes la barra en dirección a las caderas mientras cuentas hasta 10, sin despegar los codos de tus costados. Mantén la posición y tensa los músculos en el PMT durante 2 segundos. Baja las pesas a la posición inicial mientras cuentas hasta 10. Sin descansar, repite tres veces. **Movimiento de refuerzo:** *Remo inclinado hacia el frente (agarre por debajo), página 84.*

**AGARRE POR DEBAJO**

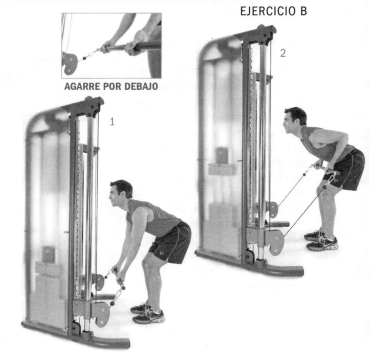

**CLAVE: PTM:** Punto Máximo de Tensión. **Técnica de respiración con resoplidos:** Inhala mientras cuentas hasta 10 y exhala con resoplidos breves. **Horario:** Cada ejercicio debe tomar 90 segundos, y cada circuito debe tomar 6 minutos.

## PECHO

EJERCICIO C

# Pres inclinado con la barra del cable sobre la bola suiza

Sitúa las poleas en sus niveles más bajos. Agarra la barra de modo que la distancia entre tus manos sea el doble del ancho de tus hombros, y acuéstate boca arriba sobre la bola, apoyando la cabeza y el cuello sobre ella. Deja caer las caderas casi hasta el piso. Extiende los brazos y respira con resoplidos a medida que bajas la barra hacia la parte superior del esternón mientras cuentas hasta 10. Mantén la posición durante 2 segundos en el PMT. Lleva la barra hacia arriba hacia la posición inicial (justo antes de que el brazo quede completamente recto) mientras cuentas hasta 10. Sin descansar, repite tres veces.
**Movimiento de refuerzo:** *Pres inclinado sobre la bola suiza, página 101.*

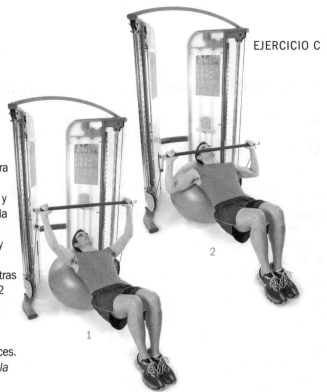

## ABDOMINALES

EJERCICIO D

# Contracción abdominal de rodillas en la máquina de cable fijo

Agarra la cuerda, con las poleas en sus niveles más altos. Mantén la cuerda pegada a la parte de atrás de la cabeza, como se ve aquí. Arrodíllate y evita sentarte sobre los talones. Mantén los músculos abdominales tensos. Respira con resoplidos a medida que acercas los codos a las rodillas mientras cuentas hasta 10. Mantén la posición y tensa los músculos durante 2 segundos en el PMT. Regresa a la posición inicial mientras cuentas hasta 10. Sin descansar, repite tres veces.

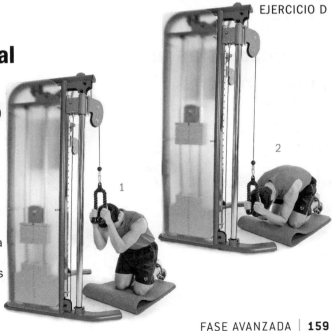

## PIERNAS

EJERCICIO A

# Extensión de los tendones de las corvas en la banqueta (cable opcional)

Engancha el cable al accesorio para el tobillo. Pon una rodilla sobre la banqueta mientras usas ambas manos para sostener tu cuerpo. Mantén la cabeza erguida y la espalda recta durante el ejercicio, y el pie flexionado hacia atrás. Respira con resoplidos a medida que llevas una pierna hacia arriba y hacia atrás, mientras cuentas hasta 10, manteniéndola estirada por completo y los dedos del pie en punta. Mantén la posición y tensa los músculos durante 2 segundos en el PMT. Regresa a la posición inicial mientras cuentas hasta 10. Sin descansar, repite una vez más; luego cambia de pierna y haz dos repeticiones más, hasta un total de cuatro repeticiones. **Movimiento de refuerzo:** *Extensión de los glúteos sobre la bola suiza, página 86.*

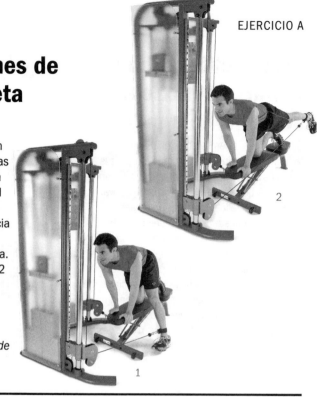

## ESPALDA

EJERCICIO B

# Hiperextensión en la silla romana

Colócate sobre una silla romana con los brazos cruzados sobre el pecho. Dóblate por la cintura. Respira con resoplidos a medida que elevas el torso mientras cuentas hasta 10. Mantén la posición y tensa los músculos durante 2 segundos en el PMT. Baja a la posición inicial mientras cuentas hasta 10. Sin descansar, repite tres veces.

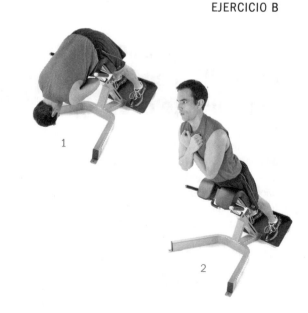

**CLAVE: PTM:** Punto Máximo de Tensión. **Técnica de respiración con resoplidos:** Inhala mientras cuentas hasta 10 y exhala con resoplidos breves. **Horario:** Cada ejercicio debe tomar 90 segundos, y cada circuito debe tomar 6 minutos.

## PECHO

# Levantamiento del cable hacia arriba

Sitúa las poleas en sus niveles más bajos. Agarra las asas con las palmas mirando hacia el frente y sitúa las piernas en posición de tijerilla. Respira con resoplidos a medida que llevas los cables hacia arriba y hacia el frente, tratando de acercarlos a lo largo del movimiento. Mantén la posición y tensa los músculos durante 2 segundos en el PMT. Lleva los cables hacia atrás, hacia la posición inicial mientras cuentas hasta 10. Sin descansar, repite tres veces. **Movimiento de refuerzo:** *Vuelo de mancuernas inclinado sobre la bola suiza, página 85.*

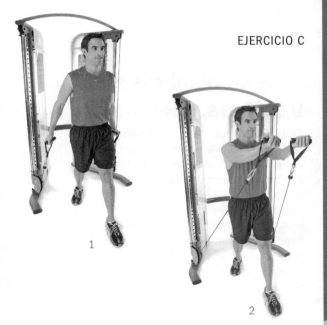

1

2

## ABDOMINALES

# Giro oblicuo con el cable, sobre la bola

Agarra el asa accesoria, con la polea aproximadamente al nivel de tu cintura. Acuéstate boca arriba sobre la bola, apoyando en ella la cabeza y el cuello; mantén las caderas hacia arriba, los brazos rectos y los músculos abdominales tensos. Respira con resoplidos a medida que vas rotando el torso mientras cuentas hasta 10. Mantén la posición y tensa los músculos durante 2 segundos en el PMT (cuando los brazos estén casi paralelos al piso). Gira de nuevo hacia la posición inicial mientras cuentas hasta 10. Sin descansar, repite tres veces hasta hacer un total de dos repeticiones por cada lado. **Movimiento de refuerzo:** *Giro ruso, página 93.*

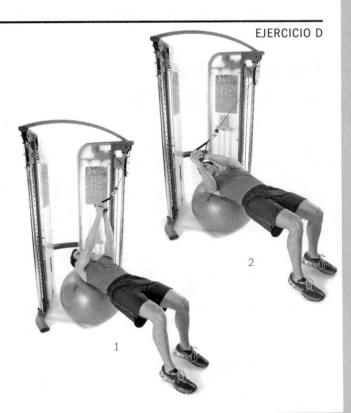

1

2

FINAL

## HOMBROS

EJERCICIO A

# Pres de hombros en la banqueta, sentado

Agarra una mancuerna en cada mano y siéntate sobre una banqueta de ejercicios con espaldar. Con las palmas hacia el frente, lleva las mancuernas por encima de la cabeza. Respira con resoplidos a medida que bajas las mancuernas mientras cuentas hasta 10. Mantén la posición y tensa los músculos durante 2 segundos en el PMT (al nivel de la barbilla). Sube las mancuernas a la posición inicial mientras cuentas hasta 10. Sin descansar, repite tres veces.

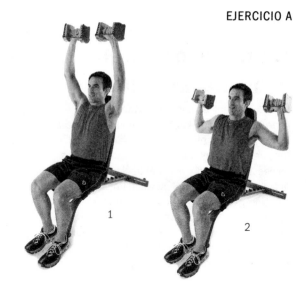

## BÍCEPS

EJERCICIO B

# Flexión reclinado con la máquina de cable fijo

Agarra la barra, con la polea en su nivel más bajo. Reclínate en la banqueta inclinada, sin despegar los codos de los costados y con los brazos totalmente extendidos. Respira con resoplidos a medida que halas la barra hacia ti mientras cuentas hasta 10. Mantén la posición en el PMT (donde los bíceps están completamente contraídos) durante 2 segundos. Baja la barra hacia la posición inicial mientras cuentas hasta 10. Sin descansar, repite tres veces. (Asegúrate de no despegar los codos de tus costados durante todo el ejercicio.)
**Movimiento de refuerzo:** *Flexión de brazos, de pie, página 76.*

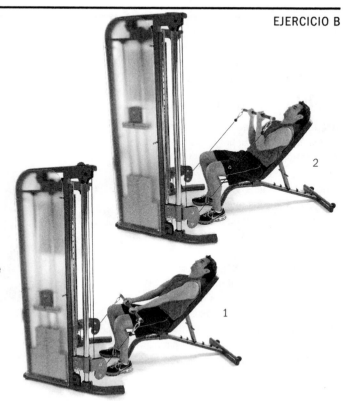

**CLAVE: PTM:** Punto Máximo de Tensión. **Técnica de respiración con resoplidos:** Inhala mientras cuentas hasta 10 y exhala con resoplidos breves. **Horario:** Cada ejercicio debe tomar 90 segundos, y cada circuito debe tomar 6 minutos.

## TRÍCEPS

EJERCICIO C

# Extensión de tríceps hacia atrás con el cable

Coloca la polea en su nivel más bajo. Agarra la barra accesoria con las palmas mirando hacia el techo, y siéntate en la banqueta inclinada, con el pecho erguido y los músculos abdominales tensos. Extiende los brazos y mantén los bíceps bien pegados a tu cabeza. Respira con resoplidos a medida que bajas la barra por detrás de tu cabeza mientras cuentas hasta 10. Mantén la posición durante 2 segundos en el PMT (cuando tus codos hayan alcanzado un ángulo de 90 grados). Extiende la barra hacia la posición inicial mientras cuentas hasta 10. Sin descansar, repite tres veces. (Evita que los hombros se vayan hacia fuera y que la espalda se arquee durante este ejercicio.) **Movimiento de refuerzo:** *Extensión de tríceps hacia atrás sobre la bola suiza, página 89.*

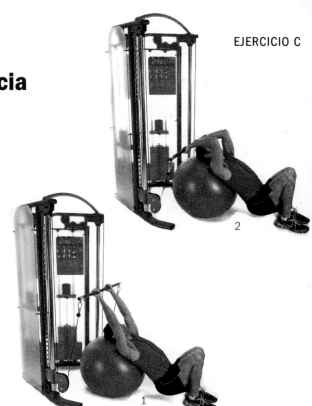

---

## ABDOMINALES

EJERCICIO D

# La navaja

Lo primero es que te pares de espaldas a la bola suiza, a unos 3 pies de distancia de ella, y pongas las palmas sobre el piso, separadas a una distancia igual al ancho de tus hombros. Entonces, sube un pie encima de la bola, de manera que te quede media canilla encima de ella. Cuando estés estabilizado, sube el otro pie a la bola; mantén la cabeza mirando hacia el frente, la espalda recta y los músculos abdominales tensos. Lentamente, hala las rodillas hacia la barbilla mientras cuentas hasta 10, a medida que te concentras en mantener la estabilidad tensando los músculos abdominales. Mantén la posición y tensa los músculos durante 2 segundos en el PMT. Regresa a la posición inicial mientras cuentas hasta 10. Sin descansar, repite tres veces.

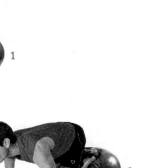

## HOMBROS

EJERCICIO A

# Elevación lateral con el cable, de pie

Con las poleas en sus niveles más bajos, agarra las asas en cruz. Párate erguido, con los músculos abdominales tensos y la espalda recta. Respira con resoplidos a medida que elevas las asas mientras cuentas hasta 10. Mantén la posición y tensa los músculos durante 2 segundos en el PMT. Luego, baja el peso hacia la posición inicial, mientras cuentas hasta 10. Sin descansar, repite tres veces. *Movimiento de refuerzo: Elevación lateral, de pie, página 78.*

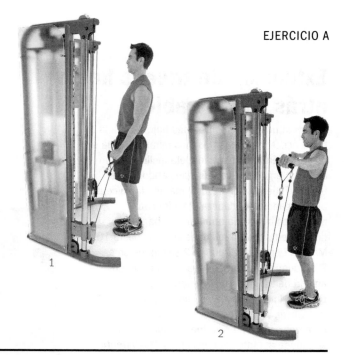

## BÍCEPS

EJERCICIO B

# Flexión de bíceps inclinado

Agarra un par de mancuernas y reclínate hacia atrás sobre una banqueta inclinada; deja que tus brazos cuelguen a los lados de forma natural, con las palmas hacia el frente. Respira con resoplidos a medida que alzas las mancuernas mientras cuentas hasta 10. Mantén la posición y tensa los músculos durante 2 segundos en el PMT. Baja las mancuernas a la posición inicial mientras cuentas hasta 10, hasta que los brazos queden completamente rectos al final del movimiento. Sin descansar, repite tres veces. (Asegúrate de no separar los codos de tu cuerpo.)

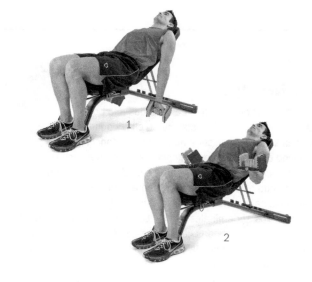

**CLAVE: PTM:** Punto Máximo de Tensión. **Técnica de respiración con resoplidos:** Inhala mientras cuentas hasta 10 y exhala con resoplidos breves. **Horario:** Cada ejercicio debe tomar 90 segundos, y cada circuito debe tomar 6 minutos.

## TRÍCEPS

# Extensión de tríceps hacia abajo, con la máquina de cable fijo

Agarra la cuerda y coloca las poleas en sus niveles más altos, con las manos frente a frente. Pega los codos contra tus costados y baja la cuerda hasta que quede aproximadamente al nivel de tu pecho. Respira con resoplidos a medida que halas la barra hacia abajo mientras cuentas hasta 10, girando las manos hacia fuera al final del movimiento. Mantén la posición y tensa los músculos en el PMT (justo antes de que el brazo quede completamente recto) durante 2 segundos. Regresa las mancuernas hacia la posición inicial mientras cuentas hasta 10. Sin descansar, repite tres veces. **Movimiento de refuerzo:** *Fondo en la silla, página 77.*

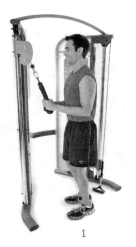

1

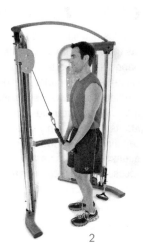

2

---

## ABDOMINALES

# Contracción abdominal con el cable y la bola suiza, de pie

Agarra la cuerda, con el cable en su nivel más alto. Párate apoyando la parte baja de la espalda en la bola, la cual está a su vez apoyada en la máquina. Mantén la cuerda en la parte trasera de tu cabeza, como se indica en la foto. Adelanta los pies aproximadamente ½ pie, con las rodillas ligeramente dobladas. Respira con resoplidos a medida que contraes los músculos abdominales hacia dentro y hacia arriba, mientras llevas los codos hacia las rodillas. Mantén la posición y tensa los músculos durante 2 segundos en el PMT. Regresa a la posición inicial mientras cuentas hasta 10. Sin descansar, repite tres veces.

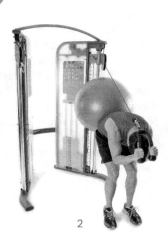

1

2

## HOMBROS

EJERCICIO A

# Extensión de deltoides hacia atrás con el cable, reclinado

Con las poleas en sus niveles más altos, agarra las asas en cruz y acuéstate boca arriba sobre la banqueta inclinada. Extiende los brazos y dobla ligeramente los codos. Respira con resoplidos a medida que llevas los brazos hacia atrás, con un movimiento "arqueado", mientras cuentas hasta 10. Mantén la posición y tensa los músculos durante 2 segundos en el PMT. Regresa a la posición inicial mientras cuentas hasta 10. Sin descansar, repite tres veces. **Movimiento de refuerzo:** *Levantamiento de deltoides hacia atrás, sentado, página 80.*

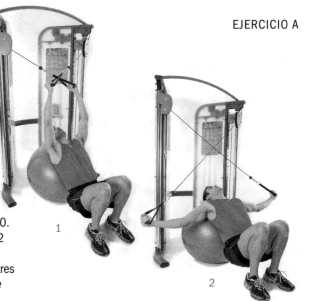

## BÍCEPS

EJERCICIO B

# Flexión predicador con el cable sobre la bola suiza

Primero, engancha la barra accesoria y coloca la polea en su nivel más bajo. Échate de frente sobre la bola, de rodillas sobre el piso; agarra la barra con las manos separadas aproximadamente 1 pie y las palmas hacia arriba. Extiende los codos y respira con resoplidos a medida que alzas el peso mientras cuentas hasta 10. Mantén la posición y tensa los músculos en el PMT durante 2 segundos. Baja el peso mientras cuentas hasta 10. Sin descansar, repite tres veces. (La flexión predicador es la única flexión en la que no deberías permitir que tus brazos se extiendan por completo. Mantenlos ligeramente doblados al final del movimiento.) **Movimiento de refuerzo:** *Flexión predicador sobre la bola suiza, página 80.*

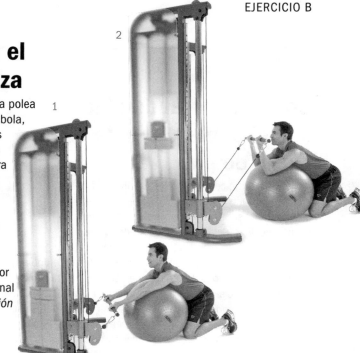

**CLAVE: PTM:** Punto Máximo de Tensión. **Técnica de respiración con resoplidos:** Inhala mientras cuentas hasta 10 y exhala con resoplidos breves. **Horario:** Cada ejercicio debe tomar 90 segundos, y cada circuito debe tomar 6 minutos.

## TRÍCEPS

EJERCICIO C

# Pres de banqueta con la máquina de cable sobre la bola suiza (agarre corto)

Con las poleas en sus niveles más bajos, acuéstate boca arriba sobre la bola, apoyando en ella la cabeza y el cuello; mantén las caderas elevadas, los brazos rectos y los músculos abdominales tensos. Agarra la barra accesoria con las manos separadas aproximadamente 6 pulgadas y extiende los brazos frente a ti. Respira con resoplidos a medida que bajas las pesas mientras cuentas hasta 10. Mantén la posición durante 2 segundos en el PMT. Sube la barra a la posición inicial mientras cuentas hasta 10. Sin descansar, repite tres veces. **Movimiento de refuerzo:** *Plancha sobre las rodillas, manos en diamante, página 91.*

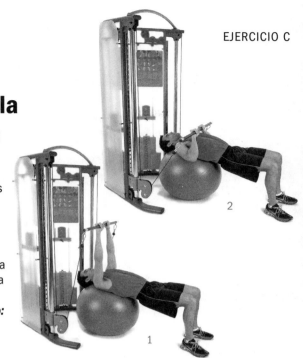

## ABDOMINALES

EJERCICIO D

# Ejercicio de leñador en la máquina de cable fijo

Con la polea en su nivel más alto, agarra el asa o cuerda para halar y sepárate unos 2 pies de la máquina. Deja un espacio de unos 3 pies entre tus pies; mantén el pecho erguido, la espalda y los brazos rectos. Respira con resoplidos a medida que halas el cable hacia abajo y transversalmente con tu cuerpo; para ello, tuerce y contrae tus músculos oblicuos (abdominales laterales) mientras cuentas hasta 10. Mantén la posición y tensa los músculos durante 2 segundos en el PMT. Haciéndoles resistencia a las pesas, regresa a la posición inicial mientras cuentas hasta 10. Sin descansar, repite una vez más con el mismo costado, y luego cambia al otro, hasta completar dos repeticiones más. **Movimiento de refuerzo:** *Giro con barra, página 75.*

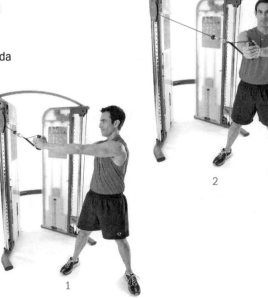

**FELICIDADES POR COMPLETAR EL DESAFÍO DE 8 SEMANAS**

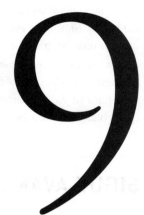

# DESPUÉS DEL DESAFÍO DE 8 SEMANAS

Hacer los ejercicios me ayuda a sentirme más fuerte en mi vida diaria. **¡Tengo el propósito de continuar con este programa durante toda mi vida!**

—BARBARA SEIDEL, *Campeona de los 12 Segundos,*
*bajó 13 libras*

S i estás leyendo este capítulo, lo más probable es que hayas finalizado el Desafío de 8 Semanas de la Secuencia de 12 Segundos™. ¡Qué bien! Te felicito. Estoy muy orgulloso de ti y de todo tu esfuerzo. Has conseguido un progreso fenomenal a lo largo de estas últimas ocho semanas, y quiero que te sientas maravillosamente bien de lo que has logrado. Te lo mereces.

Ahora que has llegado tan lejos, ¡te reto a que *sigas avanzando!* Esperamos que estas ocho semanas te hayan dado el estímulo para considerar esto como un *cambio de tu estilo de vida,* no algo que realizas durante un tiempo y luego dejas. Cuando continúes después del Desafío de 8 Semanas, obtendrás más resultados. Los músculos renovados y más desarrollados de tu cuerpo van a quemar más y más calorías mientras descansas.

Una de las mejores recompensas de tu nueva forma saludable de vivir la podrás obtener cuando vayas al médico. Muchos clientes míos han comentado acerca de cómo sus médicos siempre los felicitan por haber bajado de peso y mejorado su forma física. Como ya tú sabes, bajar de peso y —ésta es la clave— *mantener la buena forma física del cuerpo* reduce graves riesgos de salud como la diabetes, la enfermedad cardíaca y ciertas variedades de cáncer. ¡Considera la Secuencia de 12 Segundos™ como tu mejor póliza de seguro! Recuerda, tus sesiones de ejercicios y tus conocimientos sobre nutrición son *buenas* costumbres para tu vida... como cepillarse los dientes. Buenas costumbres como éstas van a asegurarte que vivas una vida larga, saludable y feliz.

# SIGUE AVANZANDO

Ahora has llegado a una nueva etapa de tu desarrollo mental y físico. El momento en que mi hijo mayor dejó de gatear y empezó a caminar fue un evento importante en su vida, ya que significó que había llegado a una fase más avanzada de su desarrollo. Cuando descubrió una manera nueva y mejor de moverse y trasladarse, no quiso volver a gatear. *Lo mismo sucede con tu salud y tu forma física.* Ahora que ya has aprendido una manera nueva, más sana y más activa de vivir, jamás regresarás a tu antiguo estilo de vida. Las recompensas —una cintura más esbelta, un cuerpo mejor, más confianza, más energía y una mejor salud en general— son demasiado maravillosas.

Para mantener el control de la Secuencia de 12 Segundos™, he aquí unas cuantas estrategias fundamentales para que sigas avanzando:

- Toma fotos de cómo te ves ahora para que lleves un registro visual de tu progreso mientras avanzas hacia otro Desafío de 8 Semanas.
- Sigue anotando tu peso cada semana. Establece un día específico en la semana para pesarte. Te recomiendo que sea el domingo, pero puede ser cualquier día que caiga después de que hayas finalizado las dos sesiones de ejercicios. Si has estado usando el sistema de registro de la sesión de ejercicios (en la sección de recursos), sigue anotando allí tu cambio de peso para que te sientas responsable de eso ante ti mismo. Además, recuerda que allí también hay espacio para anotar las pulgadas que reduces. A veces, esto puede ser un mejor indicador de las mejoras que se han efectuado en tu cuerpo que la pesa.
- ¡Sigue comiendo cada tres horas! Cuando progresas hacia tu próxima tanda de sesiones de ejercicios de ocho semanas, recuerda que es esencial que mantengas tu plan de alimentación. A medida que sigues obteniendo buenos resultados, comer cada tres horas es crucial para continuar quemando grasa y desarrollando músculos.

# PERDER MÁS

Espero que hayas usado los registros de ejercicios y el Planificador de Comidas de las páginas 185 y 187 del libro para dejar constancia de tu experiencia. Conserva estos registros y revísalos cuando comiences tu próximo Desafío de 8 Semanas para sacarle el máximo provecho a tus sesiones de ejercicios y obtener el mejor resultado posible. ¿Te pareció que la Fase Inicial te dio más resultados porque la realizaste en la comodidad de tu propio hogar? ¿O te gustaron los ejercicios en el gimnasio porque exigían más esfuerzo de tu parte y realmente aceleraron los resultados? Aprende del pasado y garantizarás que tu próximo Desafío de 8 Semanas sea aún mejor. *¿Cómo deberías empezar exactamente tu próximo Desafío de 8 Semanas?* Hay dos opciones en lo que se refiere a lograr que la Secuencia de 12 Segundos™ te siga dando resultados:

1 | **No cambies la rutina original.** Como dice la gente: si no está roto, ¡no lo arregles! Si te gustó pasar de las mancuernas a la máquina de cable fijo, y crees que de esa forma tu esfuerzo fue progresando de la forma más conveniente para ti, sigue con ese programa.

2 | **¡Mézclalos!** Puedes intercambiar diferentes semanas para lograr que tu programa de ejercicios sea estimulante y divertido. Esto quiere decir que puedes hacer una semana en casa y la otra semana en el gimnasio, o viceversa. Sencillamente, sigue usando los registros de ejercicios de las páginas 186 y 187 para programar a tu gusto la nueva rutina de tu sesiones de ejercicios. Por ejemplo, podrías seleccionar lo siguiente para el primer día de una sesión de entrenamiento: un ejercicio de piernas de la Semana 5, un ejercicio de pecho de la Semana 6, un ejercicio de pecho de la Semana 1 y, finalmente, un ejercicio de músculos abdominales de la Semana 8. Puedes mezclarlos. Es muy sencillo. Visita 12second.com para que veas nuestra biblioteca de ejercicios, los que puedes adaptar a tu gusto y mezclar. *¡Es divertido!*

# OTROS CONSEJOS PARA MANTENERTE EN FORMA PARA SIEMPRE

En el capítulo 5 hablamos de crear un equipo de apoyo, ya sea con un miembro de tu propia familia, un amigo o un grupo de personas. ¡Sigue siendo importante que mantengas ese sistema de apoyo! Tu equipo de apoyo te ayudará a mantenerte motivado, te instará a que te esfuerces más allá de tus límites y te prestará atención cuando necesites compartir tus sentimientos con otras personas. Quizás te convendría buscar un nuevo compañero de ejercicios, un amigo que te dé apoyo, para tu próximo Desafío de 8 Semanas. Hasta podrías considerar convertirte tú mismo en mentor, en alguien que va a contribuir a cambiar la vida de otra persona. Piensa en lo bien que te sientes. ¿Conoces a alguien que pudiera beneficiarse de tu experiencia con la Secuencia de 12 Segundos™? ¡Cuéntale acerca del programa y anímalo a que él o ella también logre que su cuerpo tenga el mejor estado físico que jamás ha tenido!

Los cambios que has hecho en tu vida pueden mejorar no sólo tu propia vida, sino también la de tus amigos y tu familia. Como dijimos en el capítulo 1, más del 60 por ciento de los estadounidenses tienen sobrepeso o son obesos. Esto no es sólo una cuestión de verse bien; cuando estás pasado de peso, tu vida pierde calidad y aumenta el riesgo de que padezcas de enfermedades graves. Cuando das los pasos necesarios para adquirir más salud, como tú lo has hecho, alargas el tiempo que tienes para vivir junto a tus seres queridos. Es más, también mejoras la calidad de ese tiempo. Por eso es tan vital que consideres este nuevo estilo de vida como una forma de vivir que seguirás el mayor tiempo que puedas. Tú, tus amigos y tu familia te agradecerán que hagas el esfuerzo de vivir tu vida lo mejor posible.

Mientras continúas tu progreso, recuerda lo importante que es anotarlo. **Y no olvides de unirte a 12second.com y poner allí tus fotos de "antes" y "después" mientras sigues haciendo tus ejercicios.** ¡Quiero enterarme de todo acerca de tus resultados! Nunca se sabe, pero es posible que yo te llame personalmente para felicitarte. De cualquier manera, felicidades por tu nuevo yo, y te deseo todo lo mejor mientras continúas este increíble recorrido.

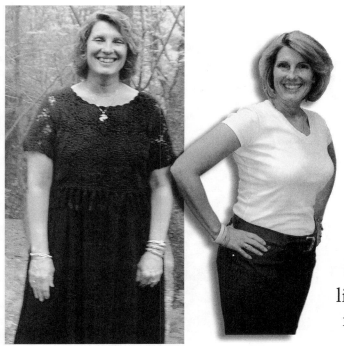

CAMPEONA

**KAL
BUCKLES**

Edad: 50 años
Estatura: 5'7"
Bajó: 13 libras

¡Kal, con 13 libras de menos!

"Cuando me estaba acercando a los cincuenta años noté que había subido mucho de peso. ¡La menopausia no es nada divertida! A lo largo de los años había comprado cada parche, cada píldora y cada máquina de hacer ejercicios que existía para tratar de bajar de peso, y finalmente dije, 'Se acabó'. Quería algo sencillo y fácil de hacer, algo que me diera la opción de realizarlo dondequiera que viajara. La Secuencia de 12 Segundos™ me dio todo eso.

"Las sesiones de ejercicio fueron fáciles de seguir y se integraron bien a mi vida. Con sólo 20 minutos, dos veces a la semana, veo resultados maravillosos. Este programa me ha hecho sentir que puedo hacer cualquier cosa que me proponga hacer... con la salud de mi cuerpo y con mi vida".

## LOS SECRETOS DE KAL PARA EL ÉXITO

· Bebe los batidos de proteína: ¡te quitan el hambre!
· Forma grupos de amigos.
· Haz los ejercicios cardiovasculares a primera hora de la mañana. Eso realmente te motiva para empezar el día.

# PREGUNTAS FRECUENTES 10

**¿Y si me alcanza el tiempo para hacer ejercicios todos los días?**

Ésta es una estupenda pregunta. Yo trataría de no hacer más de dos sesiones de entrenamiento de resistencia a la semana. La realidad es que necesitas tener libres el resto de los días para que tus músculos se recuperen. Pero sí te recomiendo algo: ***caminar enérgicamente.*** Yo camino enérgicamente en una caminadora todas las mañanas. Aunque el programa tiene ejercicios cardiovasculares a través del componente de entrenamiento en circuito, el corazón humano está preparado para esforzarse todos los días. ¿Qué beneficios ofrece caminar enérgicamente? Bueno, es la actividad perfecta para aumentar la energía y lograr una sensación de bienestar provocada por las endorfinas. Además, es de bajo impacto, de modo que no te vas a dañar las coyunturas. Es una manera fantástica de potenciar al máximo tu energía temprano en la mañana. Trata de alcanzar un nivel de intensidad del 7 u 8 (en una escala del 1 al 10). La clave para lograr esta intensidad es que haya alguna inclinación durante la caminata que vas a hacer. Si puedes, busca un área en tu barrio o en algún parque cercano que tenga algunas sendas agradables por donde andar que estén desniveladas. Esto te ayudará a acelerar el ritmo del corazón rápidamente y a intensificar el beneficio que vas a obtener de tus ejercicios cardiovasculares matinales. Si planeas caminar adentro, en una caminadora, la misma regla aplica: aumenta la inclinación hasta que sientas que respiras ligeramente más rápido al punto de poder mantener una conversación cómodamente. Así te asegurarás de que caminas "enérgicamente".

Y aquí voy a compartir contigo un pequeño secreto que mencioné en el capítulo 6: hazlo a primera hora de la mañana, *con el estómago vacío*. Estudios que se han llevado a cabo en la Universidad Estatal de Kansas demuestran que el cuerpo quema más calorías cuando los ejercicios cardiovasculares se hacen antes del desayuno y no después de comer. Y otro estudio que hizo la Universidad de California en Berkeley confirmó dicho resultado al hallar que los participantes en el estudio perdían más grasa *sólo* cuando "hacían los ejercicios en ayunas". Tu cuerpo se mantiene en ayunas durante la noche mientras duermes y tu metabolismo, naturalmente, se hace más lento porque tu cuerpo necesita menos energía. Por lo tanto hacer una caminata energizante a primera hora de la mañana acelera tu metabolismo desde el mismo momento en que comienza tu día.

¿Cuántas calorías más quemas si haces tu caminata energizante con el estómago vacío? Pues bien, si caminas durante 20 minutos, que es lo ideal, vas a quemar de 150 a 200 calorías adicionales al día. Digamos que caminas antes del desayuno seis veces a la semana. Eso sería *1,200 calorías más a la semana* que podrías quemar. Esto significa que podrías quemar hasta dos libras más al mes, por el simple hecho de hacer una caminata corta por las mañanas. Ciertamente no es tan efectivo como la Secuencia de 12 Segundos™ para quemar grasa y darle una nueva forma a tu cuerpo, pero es un buen beneficio adicional.

### ¿Qué sucede si me demoro demasiado en pasar de un movimiento a otro en el gimnasio?

Una vez que comiences la Semana 5 y empieces a hacer ejercicios en el gimnasio, quizás notes que se te hace más difícil pasar directamente a tu próximo movimiento. ¡No te desanimes! Recuerda revisar la sesión de ejercicios el día antes de comenzar, para que te familiarices con la secuencia de movimientos; entonces, haz todo lo que puedas para mantener tu tiempo de transición al mínimo. Es importante que te mantengas en movimiento, de manera que el ritmo cardíaco se mantenga intenso y obtengas los beneficios del entrenamiento en circuito, pero unos cuantos segundos no van a destruir los efectos maravillosos de tus sesiones de ejercicios de la Secuencia de 12 Segundos™. Si tienes dificultad, consulta los movimientos de refuerzo para que te ayuden a mantener el ritmo.

## ¿Qué pasa si no siento en los músculos la tensión del esfuerzo?

Si cuentas correctamente a lo largo de tus movimientos de 10 segundos y tus pausas de 2 segundos, deberías sentir una notable tensión muscular cuando terminas cada grupo de ejercicios. Si no sientes esa tensión, la forma o la intensidad con la que haces el ejercicio no es la ideal. Para sacarle el mayor provecho a tu sesión de ejercicios, asegúrate de mantener la forma correcta. Eso significa que debes sentir el intenso esfuerzo de cada movimiento en el músculo que estás trabajando. No te apoyes en los músculos vecinos. Cuando hagas una flexión de bíceps, por ejemplo, deberías sentir todo el peso de la mancuerna o del cable en los bíceps, no en la espalda o en los hombros. Una forma incorrecta no sólo te impide hacer una sesión de ejercicios eficaz, sino que también te pone en peligro de tener lesiones serias.

La intensidad es tan importante como la forma para obtener los máximos resultados. Como sólo realizas cuatro repeticiones por ejercicio, es importante que pongas tu mayor esfuerzo en esas repeticiones. Este entrenamiento sólo dura 20 minutos, dos veces a la semana, así que es esencial que pongas en él todo tu empeño. El elemento más crítico en lo que se refiere a la intensidad es seleccionar el peso adecuado. Deberías escoger un peso que canse por completo el músculo al final de cuatro repeticiones. Si sólo puedes hacer dos o tres repeticiones, el peso es demasiado pesado. Si puedes realizar cinco o seis repeticiones, el peso es demasiado ligero. Recuerda, sólo puedes crear nuevo tejido muscular magro si fatigas por completo los músculos, y una forma e intensidad correctas son esenciales para que tengas éxito.

## ¿Y si no quiero ir al gimnasio?

Para obtener los mejores resultados, deberías realizar las cuatro últimas semanas del programa en el gimnasio. Sencillamente, nada puede sustituir la manera en que una máquina de ejercicios hará que tus músculos se esfuercen. Sin embargo, si te es imposible ir al gimnasio, puedes repetir las primeras cuatro semanas de la Secuencia de 12 Segundos™, hasta un total de ocho semanas. Aunque ésta no es una opción ideal, tendrás resultados absolutamente asombrosos. Pero te recomiendo que sigas el programa de la manera en que está diseñado. Una vez que te vayas al gimnasio de tu localidad, ¡te garantizo que vas a emocionarte cuando veas en el espejo tu cuerpo esbelto y tonificado!

## ¿Debo realmente evitar comer carbohidratos feculosos (a base de almidón) por las noches?

¡Sí! Seguir esta parte del plan alimenticio te es totalmente indispensable para lograr el éxito. Después que meriendes por la tarde, tienes que comprometerte a evitar comer carbohidratos con alto contenido de almidón. De noche, casi todos somos menos activos de lo que lo somos durante el día, por lo que nuestros cuerpos no necesitan tanta energía. Los carbohidratos que contienen almidón están diseñados para darte un alto nivel de energía, y si *no* los usas se acumulan en forma de grasas. Lee más a fondo sobre los carbohidratos sin almidón y otras fuentes ideales alimenticias que aparecen en el capítulo 4, a partir de la página 37.

### ¡Creo que estoy comiendo demasiado! ¿Tengo que comerme toda la comida del plato?

¡Lo menos que quiero es que comas demasiado! Mi primera sugerencia es que comas hasta que te sientas satisfecho y cómodo. Recuerda, si pesas menos de 150 libras, come 3 onzas de proteína en cada comida; si pesas más de 150 libras, come 5 onzas. Es importante que obtengas la cantidad ideal de proteínas, así que trata de hacer todo lo posible por ajustarte a las pautas. Si comes las cantidades recomendadas de proteínas, carbohidratos y grasas, deberías sentirte satisfecho y no demasiado lleno.

### ¿Hay una alternativa al batido de proteína de suero de las meriendas?

La proteína de suero es la fuente de proteína más biodisponible, lo que significa que es la fuente que tu cuerpo digiere con más facilidad. Por eso es que los batidos de proteína son tu merienda ideal en la Secuencia de 12 Segundos™. Como ya comentamos anteriormente, los batidos de proteína de suero son la mejor forma de darles a tus músculos lo que ellos necesitan para desarrollarse y recuperarse luego de las sesiones de ejercicios. Pero yo comprendo que quizás desees tener otra opción. Así que la mejor alternativa es el queso *cottage* bajo en grasa (2 por ciento). Media taza sólo tiene 100 calorías y 2 gramos de grasa, y brinda más de 15 gramos de proteína de calidad. Pero recuerda que estás aquí para formar el mejor cuerpo de tu vida... necesitas que tu plan se mantenga simple y efectivo. Refiérete a la sección de recursos para ver otras alternativas al batido de proteína de suero.

### ¿Puedo reemplazar mis comidas con batidos de proteína?

No. Te recomiendo que comas comidas normales en el desayuno, el almuerzo y la cena. Yo no reemplazaría ninguna de tus tres comidas principales con un batido de proteínas; déjalos sólo para las meriendas. Pero si necesitas un desayuno rápido que puedas llevarte contigo cuando salgas de casa, busca mi receta del batido repleto de proteínas para el desayuno, en la página 192. Se prepara rápida y fácilmente, es delicioso, ¡y puedes llevártelo cuando estás de prisa!

### ¿Debería continuar con un ejercicio en particular si siento dolor?

Bueno, ante todo debes saber que hay dos "tipos" de dolor: el dolor bueno y el dolor malo. Cuando haces la sesión de ejercicios de la Secuencia de 12 Segundos™ y de verdad ejercitas tus músculos, vas a sentir dolor del bueno. Al experimentar el dolor que se siente en los últimos 10 segundos de un ejercicio, creas una resistencia que transforma el tejido muscular magro de tu cuerpo. Puede que te sientas un poco adolorido después de los ejercicios, lo cual es magnífico porque eso significa que has hecho que tus músculos se esfuercen más allá de lo normal. El tipo de dolor malo se produce cuando ocurre una lesión o se empeora una lesión preexistente. Si éste es el dolor que sientes, **detente inmediatamente.** Si no le prestas atención y continúas con el ejercicio, o lo sigues "a empujones", probablemente te vas a hacer más daño. Si tienes una lesión o un problema de salud preexistente, te recomiendo que consultes con tu doctor antes de comenzar la Secuencia de 12 Segundos™ o cualquier otro programa de ejercicios.

## ¿Me hará ver grandote y voluminoso la Secuencia de 12 Segundos™?

La respuesta tiene dos partes. Si eres mujer, la respuesta es no, decididamente no. Las mujeres carecen del alto nivel de testosterona necesario para desarrollar músculos grandes y voluminosos, y solamente pueden desarrollarlos si usan esteroides. La segunda parte de la respuesta está dirigida a los hombres. Muchachos, de hecho, ustedes *sí* pueden desarrollar músculos con la Secuencia de 12 Segundos™. Van a desarrollar el tejido muscular debido a que los niveles de testosterona que hay en el cuerpo de un hombre fomentan ese crecimiento, pero van a ver que los ejercicios les van a formar unos músculos definidos y firmes, no músculos deformes y rígidos.

## ¿Necesito hacer ejercicios de estiramiento antes de empezar la sesión de ejercicios?

Es cierto que si no realizas ejercicios de estiramiento antes, durante y después de hacer un ejercicio es muy posible que te causes una lesión. Pero un aspecto exclusivo de la Secuencia de 12 Segundos™ es que contiene un componente de calentamiento "incorporado". Como los ejercicios se hacen muy lentamente y las pesas, si las utilizas, son mucho más livianas que las que normalmente usarías, en realidad estiras los músculos al hacer los movimientos. Tampoco vas a hacer ningún movimiento abrupto que pudiera causarle un impacto negativo a un músculo relajado. Estirarte es magnífico para tu cuerpo, de modo que no temas estirar los músculos los días que no hagas ejercicio.

## ¿Cómo salgo de un estancamiento?

Si te estancas, lo primero que debes hacer es volver a observar tu fotografía de "antes". Verás cuánto has progresado desde que comenzaste, y eso te va a dar una perspectiva actualizada de tu progreso. Otra cosa que puedes hacer es tomarte una semana libre. Esto quizás es lo que menos esperabas escuchar, pero tomarte un corto receso puede ayudarte a reagrupar tus esfuerzos y a volver a enfocarte en tu motivación. Puede que también necesites un cambio de ambiente. Prueba hacer tus ejercicios en un lugar diferente. Durante las primeras cuatro semanas, hasta podrías probar hacerlos al aire libre, ya que solamente necesitas unos pocos equipos. Y te animo firmemente a que revises el plan alimenticio y te asegures de tomar los batidos de proteína y suprimas los carbohidratos feculosos cuando comas por la noche. Es muy importante mantener una disciplina con respecto a estos dos componentes de tu plan alimenticio.

### Necesito una *motivación adicional.* Jorge, ¿pudieras ser mi entrenador personal?

¡SÍ! La mejor manera es que me visites en línea en 12second.com. Y cuando te hagas socio del club, te entrenaré a diario por medio de sesiones de video sin descarga; estaré junto a ti todos los días durante tu Desafío de 8 Semanas. Es importante contar con un entrenador, y espero tenerte en línea como cliente.

### ¿Tienes videos de la Secuencia de 12 Segundos™?

Sí, tengo dos estupendos videodiscos digitales que puedes adquirir en 12second.com, o en cualquier lugar donde vendan videos de entrenamiento, o lo puedes bajar de iTunes.com. Uno es un video sencillo de introducción que enseña los ejercicios de la primera semana, lo cual te da un buen impulso para comenzar. El otro es la Fase Inicial completa. Éste muestra la Secuencia de 12 Segundos™ a seguir durante las primeras dos semanas. ¡Con cualquiera de los dos, es como si yo te entrenara personalmente en la sala de tu casa! Entra en 12second.com para ver si están disponibles.

### ¿Adónde puedo enviar mis fotografías de "antes" y "después"?

Puedes colocar tus fotos de "antes" y "después", junto con tu relato, en nuestro sitio 12second.com. Yo podría escogerte para que aparecieras en un libro sobre la Secuencia de 12 Segundos™ en un futuro, en el sitio web o en un programa nacional de televisión junto a mí.

### Tengo *más* preguntas. ¿Dónde me puedo dirigir?

Visita nuestro sitio 12second.com, donde podrás obtener acceso a la base de datos "Pregúntale a Jorge", que contiene preguntas aún más frecuentes. ¡Allí nos vemos!

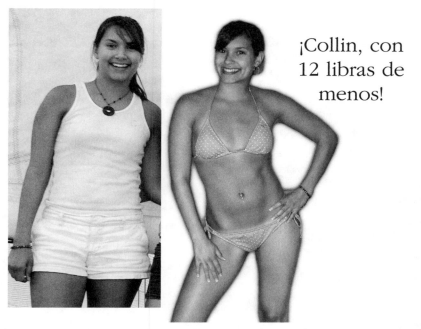

¡Collin, con 12 libras de menos!

"Me acabo de graduar de la universidad, donde bebía y comía todo lo que se me antojaba. Jorge Cruise me enseñó la importancia de tomar decisiones saludables y cómo perseverar en ellas. Realmente me gusta mucho hacer mis sesiones de ejercicios, ya que sé cómo influyen no sólo en mi apariencia física, sino también en mi autoestima. Mi cuerpo es más esbelto y tengo más tono muscular; me siento como una persona diferente cuando me pongo mis vaqueros apretados... ¡los que había escondido en la parte de atrás del armario! Soy muy afortunada de haber llevado a cabo este programa a los veintidós años, ya que me siento saludable y motivada para lograr que mi nuevo yo dure para siempre".

## LOS SECRETOS DE COLLIN PARA EL ÉXITO

· No te des por vencido. Anota cada día lo que comes y cómo te sientes con respecto a la comida y/o la sesión de ejercicios.
· Deja lista tu ropa de hacer ejercicios la noche anterior; esto te ahorra tiempo por la mañana y reduce las probabilidades de que no hagas tus ejercicios cardiovasculares matinales.
· Ten a mano algunos alimentos de merienda, de manera que nunca te saltes una.

# RECURSOS

Los Registros de Ejercicios y el Planificador de Comidas en las siguientes páginas te ayudarán a mantenerte organizado durante el Desafío de 8 Semanas. Fotocopia estas tablas y archívalas en una carpeta. Necesitarás ocho copias de cada Registro de Ejercicios y cincuenta y seis copias del Planificador de Comidas. También puedes visitar 12second.com para bajar e imprimir un registro de siete días que te ayudará a organizar tus comidas y ejercicios en una sola hoja. Escoje el método que mejor te funcione para que te mantengas motivado y organizado a lo largo de tu Desafío de 8 Semanas.

## Sesión de Ejercicios Secundarios

FECHA_____ DÍA_____ DE 56

Comienzo          Terminación

TIEMPO TOTAL

Selecciona las pesas de manera que al final de la cuarta repetición de cada ejercicio sientas un nivel de intensidad de 8.

**CIRCUITO 1**

| Grupo de músculos | Ejercicio | Peso usado | Nivel de intensidad |
|---|---|---|---|
| HOMBROS | | | |
| BÍCEPS | | | |
| TRÍCEPS | | | |
| ABDOMINALES | | | |

En este momento deberían haber pasado ya alrededor de 6 minutos en tu sesión de ejercicios.

**CIRCUITO 2**

| Grupo de músculos | Ejercicio | Peso usado | Nivel de intensidad |
|---|---|---|---|
| HOMBROS | | | |
| BÍCEPS | | | |
| TRÍCEPS | | | |
| ABDOMINALES | | | |

En este momento deberían haber pasado ya alrededor de 14 minutos en tu sesión de ejercicios, incluidos 2 minutos de tiempo de transición.

**CIRCUITO 3**

| Grupo de músculos | Ejercicio | Peso usado | Nivel de intensidad |
|---|---|---|---|
| HOMBROS | | | |
| BÍCEPS | | | |
| TRÍCEPS | | | |
| ABDOMINALES | | | |

En este momento deberían haber pasado ya 20 minutos en tu sesión de ejercicios. ¡Felicidades! ¡LO LOGRASTE!

## VENTAJA CARDÍACA ADICIONAL   CAMINATA MATINAL DE 26 MINUTOS ●

Después de mi sesión de ejercicios me siento_____

(por ejemplo, confiado, fuerte, etc.)

# TABLA DE EJERCICIOS DE 8 SEMANAS

Feche de inicio                    Fecha final

| Lunes | Martes | Miércoles | Jueves | Viernes | Sábado | Domingo | |
|---|---|---|---|---|---|---|---|
| **DÍA 1** SESIÓN DE EJERCICIOS PRIMARIOS | **DÍA 2** DÍA LIBRE | **DÍA 3** DÍA LIBRE | **DÍA 4** SESIÓN DE EJERCICIOS SECUNDARIOS | **DÍA 5** DÍA LIBRE | **DÍA 6** DÍA LIBRE | **DÍA 7** DÍA LIBRE | SEMANA 1 |
| **DÍA 8** SESIÓN DE EJERCICIOS PRIMARIOS | **DÍA 9** DÍA LIBRE | **DÍA 10** DÍA LIBRE | **DÍA 11** SESIÓN DE EJERCICIOS SECUNDARIOS | **DÍA 12** DÍA LIBRE | **DÍA 13** DÍA LIBRE | **DÍA 14** DÍA LIBRE | SEMANA 2 |
| **DÍA 15** SESIÓN DE EJERCICIOS PRIMARIOS | **DÍA 16** DÍA LIBRE | **DÍA 17** DÍA LIBRE | **DÍA 18** SESIÓN DE EJERCICIOS SECUNDARIOS | **DÍA 19** DÍA LIBRE | **DÍA 20** DÍA LIBRE | **DÍA 21** DÍA LIBRE | SEMANA 3 |
| **DÍA 22** SESIÓN DE EJERCICIOS PRIMARIOS | **DÍA 23** DÍA LIBRE | **DÍA 24** DÍA LIBRE | **DÍA 25** SESIÓN DE EJERCICIOS SECUNDARIOS | **DÍA 26** DÍA LIBRE | **DÍA 27** DÍA LIBRE | **DÍA 28** DÍA LIBRE | SEMANA 4 |
| **DÍA 29** SESIÓN DE EJERCICIOS PRIMARIOS | **DÍA 30** DÍA LIBRE | **DÍA 31** DÍA LIBRE | **DÍA 32** SESIÓN DE EJERCICIOS SECUNDARIOS | **DÍA 33** DÍA LIBRE | **DÍA 34** DÍA LIBRE | **DÍA 35** DÍA LIBRE | SEMANA 5 |
| **DÍA 36** SESIÓN DE EJERCICIOS PRIMARIOS | **DÍA 37** DÍA LIBRE | **DÍA 38** DÍA LIBRE | **DÍA 39** SESIÓN DE EJERCICIOS SECUNDARIOS | **DÍA 40** DÍA LIBRE | **DÍA 41** DÍA LIBRE | **DÍA 42** DÍA LIBRE | SEMANA 6 |
| **DÍA 43** SESIÓN DE EJERCICIOS PRIMARIOS | **DÍA 44** DÍA LIBRE | **DÍA 45** DÍA LIBRE | **DÍA 46** SESIÓN DE EJERCICIOS SECUNDARIOS | **DÍA 47** DÍA LIBRE | **DÍA 48** DÍA LIBRE | **DÍA 49** DÍA LIBRE | SEMANA 7 |
| **DÍA 50** SESIÓN DE EJERCICIOS PRIMARIOS | **DÍA 51** DÍA LIBRE | **DÍA 52** DÍA LIBRE | **DÍA 53** SESIÓN DE EJERCICIOS SECUNDARIOS | **DÍA 54** DÍA LIBRE | **DÍA 55** DÍA LIBRE | **DÍA 56** ¡ÉXITO! | SEMANA 8 |

Por favor, fotocópiala y pégala en la puerta del refrigerador. A medida que termines tus sesiones de ejercicios, ¡tacha los días para que puedas ver tu éxito!

# PLANIFICADOR DE MENÚS DE 7 DÍAS

Esto es una muestra de un planificador. La cantidad de proteína puede variar de acuerdo a tu peso. Por favor, ve a la página 36 para leer las instrucciones.

## Día 1

| | |
|---|---|
| Desayuno: | **Avena de proteína** |
| Merienda: | 1 batido de proteína de suero en polvo (Jorge's Packs™) |
| Almuerzo: | **Salmón al chipotle con especias** |
| Merienda: | 1 batido de proteína de suero en polvo (Jorge's Packs™) |
| Cena: | **Pollo estilo mediterráneo** |
| Merienda: | 1 batido de proteína de suero en polvo (Jorge's Packs™) |

## Día 2

| | |
|---|---|
| Desayuno: | **Batido repleto de proteína para el desayuno** |
| Merienda: | 1 batido de proteína de suero en polvo (Jorge's Packs™) |
| Almuerzo: | **½ hamburguesa con queso y chile verde** |
| Merienda: | 1 batido de proteína de suero en polvo (Jorge's Packs™) |
| Cena: | **Pizza portobello** |
| Merienda: | 1 batido de proteína de suero en polvo (Jorge's Packs™) |

## Día 3

| | |
|---|---|
| Desayuno: | *Parfait* de frutas y queso *cottage* |
| Merienda: | 1 batido de proteína de suero en polvo (Jorge's Packs™) |
| Almuerzo: | **Ensalada de camarones a la parrilla con lima y jengibre** |
| Merienda: | 1 batido de proteína de suero en polvo (Jorge's Packs™) |
| Cena: | **Espagueti con salsa boloñesa** |

## Día 4

| | |
|---|---|
| Desayuno: | **Burritos para el desayuno con hongos y espinaca** |
| Merienda: | 1 batido de proteína de suero en polvo (Jorge's Packs™) |
| Almuerzo: | **Ensalada de pollo al *curry* en una cama de lechuga** |
| Merienda: | 1 batido de proteína de suero en polvo (Jorge's Packs™) |
| Cena: | **Lomo de puerco con *bok choy* en adobo asiático** |
| Merienda: | 1 batido de proteína de suero en polvo (Jorge's Packs™) |

## Día 5

| | |
|---|---|
| Desayuno: | **Bistec y huevos con papas doradas** |
| Merienda: | 1 batido de proteína de suero en polvo (Jorge's Packs™) |
| Almuerzo: | **Emparedados de judías blancas y atún en pan árabe** |
| Merienda: | 1 batido de proteína de suero en polvo (Jorge's Packs™) |
| Cena: | **Mero a la parrilla con salsa romesco** |
| Merienda: | 1 batido de proteína de suero en polvo (Jorge's Packs™) |

## Día 6

| | |
|---|---|
| Desayuno: | *Frittata* picante a la suroeste |
| Merienda: | 1 batido de proteína de suero en polvo (Jorge's Packs™) |
| Almuerzo: | **Pollo al estilo griego en pan árabe** |
| Merienda: | 1 batido de proteína de suero en polvo (Jorge's Packs™) |
| Cena: | **Filete *mignon* en salsa Cabernet** |
| Merienda: | 1 batido de proteína de suero en polvo (Jorge's Packs™) |

## Día 7 ¡DÍA LIBRE!

# RECETAS DE LA SECUENCIA DE 12 SEGUNDOS™

Estas recetas fueron formuladas para que contengan 5 onzas de proteína por cada ración. Ajusta la cantidad de proteína a tus necesidades, dependiendo de tu peso. Recuerda, si pesas menos de 150 libras, come 3 onzas de proteína por cada ración. Si pesas más de 150 libras, come 5 onzas. Visita 12second.com, donde encontrarás más recetas.

## Desayuno

Avena de proteína
Batido repleto de proteína para el desayuno
*Parfait* de frutas y queso *cottage*
Bistec y huevos con papas doradas
Huevos revueltos con salmón ahumado
*Frittata* picante a la suroeste
Burritos para el desayuno con hongos y espinaca

## Almuerzo

Salmón al chipotle con especias
Hamburguesa con queso y chile verde
Ensalada de camarones a la parrilla con lima y jengibre
Emparedado de judías blancas y atún en pan árabe
Tostadas con camarones y frijoles negros
Pollo al estilo griego en pan árabe
Ensalada de pollo al *curry* en una cama de lechuga

## Cena

Pollo al estilo mediterráneo
Pizza portobello
Espagueti con salsa boloñesa
Mero a la parrilla con salsa romesco
Pechugas de pollo rellenas con espinaca
Filete *mignon* en salsa Cabernet
Lomo de cerdo con *bok choy* en adobo asiático

## Receta adicional

Vinagreta de limón y linaza

# Avena de proteína

La avena es una comida deliciosa y saludable, tibia y reconfortante, con la cual comenzar tu día. La avena suministra fibra de alta calidad, proteína y numerosas vitaminas y minerales, tales como vitamina E, zinc, selenio, hierro y magnesio. Se ha comprobado que la avena ayuda a disminuir el riesgo de desarrollar enfermedades cardíacas y varios tipos de cáncer.

**Para 4 raciones**
**Tiempo de cocción: 15 minutos**

1 cucharadita de sal *kosher*

2 tazas de avena

3 cucharadas de proteína de suero en polvo de Jorge's Packs™

4 tazas de arándanos

4 cucharaditas de aceite de linaza

Pon a hervir 3½ tazas de agua con sal en una cazuela de tamaño mediano a fuego medio. Añade la avena y el polvo de proteína y deja que hierva de nuevo. Baja el fuego y déjala hervir lentamente sin tapar; revuélvela de vez en cuando hasta que la avena esté blanda, 10 ó 15 minutos. Retírala del fuego y añade los arándanos y el aceite de linaza mientras la revuelves. Sírvela.

# Batido repleto de proteína para el desayuno

Este batido es una manera dulce, deliciosa, nutritiva y sencilla de comenzar tu día. Varía las frutas (mango, frambuesa, arándano, cerezas, piña, melocotón, etc.) de modo que el batido sea refrescante y diferente todos los días.

**Para 1 ración**
**Tiempo de preparación: 5 minutos**

½ banana madura

1 taza de frutas congeladas

½ taza de jugo de manzana sin endulzar

½ taza de leche de soja con sabor a vainilla

1 cdta. de aceite de linaza

1 cucharada de proteína de suero en polvo de Jorge's Packs™

Mezcla todos los ingredientes en una licuadora y bátelos hasta que estén suaves. Sírvelo.

# *Parfait* de frutas y queso *cottage*

El queso *cottage* es una opción ideal en las comidas de la Secuencia de 12 Segundos™. No sólo es bajo en grasas y calorías, sino que también provee abundantes proteínas de inmejorable calidad.

**En un bol mediano, mezcla el queso *cottage* y el Forti-Flax. Coloca ¼ taza de queso en el fondo de cuatro copas transparentes de *parfait* alargadas. Colócale por encima ¼ taza de frambuesas. Continúa con las capas de queso y frambuesas, y deja que la última capa sea de frambuesas. Pon a tostar el pan y úntale la mermelada. Sirve un *parfait* a cada persona con una tostada.**

**Para 4 raciones**
**Tiempo de preparación: 5 minutos**

4 tazas de queso *cottage* bajo en grasa

4 cucharadas de Barlean's Forti-Flax

4 tazas de frambuesas

4 rebanadas de pan integral

4 cucharaditas de mermelada de frutas

# Bistec y huevos con papas doradas

Este plato es ideal en el desayuno para aquellos que les gusta comer carne. Las papas en cubitos precocinadas hacen que sea un plato fácil y rápido de preparar, mientras que el lomo de carne y los huevos fritos van a hacerte sentir satisfecho. Disfruta de esta comida favorita con la seguridad de que te ocupas debidamente de tu cuerpo.

**Para 4 raciones**
**Tiempo de cocción: 15 minutos**

2 cucharaditas de aceite de oliva

2 tazas de papas en cubitos precocinadas

Sal y pimienta

½ cebolla picada en cubitos

1 ají verde picado en cubitos

2 cucharadas de perejil de hoja plana picado

Aceite en atomizador para cocinar

4 filetes de 4 onzas de lomo de carne 95 por ciento libre de grasa a la que le has quitado toda la grasa visible

4 huevos grandes

4 naranjas medianas

Calienta una sartén antiadherente a fuego mediano a alto y añádele el aceite. Agrega las papas a la sartén y sazónalas con sal y pimienta. Sofríelas hasta que las papas comiencen a dorarse (aproximadamente 5 minutos). Añade la cebolla y el ají a las papas y revuélvelas. Sofríe un poco más hasta que la cebolla y el ají estén suaves y dorados, alrededor de 5 minutos más. Baja el fuego, sazona a gusto y añádele el perejil.

Mientras tanto, pon a calentar a fuego alto otra sartén antiadherente y rocíala con el aceite en atomizador. Sazona los bistecs con sal y pimienta y colócalos en la sartén. Dóralos rápidamente a fuego alto hasta el punto deseado, aproximadamente 3 minutos de cada lado si te gustan de mediano a crudo. Retíralos de la sartén y cúbrelos con papel de aluminio para mantenerlos caliente.

Baja a medio el fuego de la sartén y rocíala con el aceite en atomizador. Rompe los huevos con cuidado y échalos en la sartén. Fríe los huevos hasta que las claras se vean firmes, y entonces voltéalos. Fríelos 10 segundos más y retíralos del fuego.

Reparte las papas doradas en cuatro platos. Por encima colócales un huevo y añade un bistec a cada plato. Sirve con las naranjas.

# Huevos revueltos con salmón ahumado

El salmón ahumado sabe muy bien combinado con queso crema. Cuando se combina con huevos revueltos y eneldo fresco, se convierte en un desayuno delicioso cualquier día de la semana. Unas tostadas y melón complementarán este plato que te hará agua la boca.

**Pon a calentar una sartén antiadherente a fuego medio y rocíala con el aceita en atomizador. Bate ligeramente los huevos y las claras en un recipiente grande. Echa los huevos en la sartén y revuélvelos ligeramente hasta que estén a medio cocinar. Añade el salmón, los trocitos de queso crema y el eneldo. Cocínalo todo un poco más, revolviendo ligeramente, hasta que haya cuajado, pero que esté todavía suave. Sazona con sal y pimienta a gusto.**

**Pon a tostar el pan y úntale la mermelada de frutas. En cada plato, sirve un cuarto de los huevos revueltos con salmón, una rebanada de tostada y 1 taza de los cubitos de melón.**

**Para 4 raciones**
**Tiempo de cocción: 10 minutos**

Aceite en atomizador para cocinar

6 huevos

8 claras de huevo

4 onzas de salmón ahumado, cortado en tiritas

2 cucharadas de queso crema bajo en grasa, en trocitos

2 cucharadas de eneldo fresco picado

Sal y pimienta

4 rebanadas de pan integral

4 cucharaditas de mermelada de frutas

4 tazas de melón en cubitos

# *Frittata* picante a la suroeste

¿Has estado alguna vez en Nuevo México? ¡Con esta *frittata* te sentirás casi como si estuvieras allí! Los clásicos sabores del suroeste —cilantro, frijoles, chiles ahumados y ajo— se combinan para que esta *frittata* resulte una versión popular del suroeste estadounidense. Ojo con los chipotles en adobo: ¡el picante pega fuerte!

**Para 4 raciones**
**Tiempo de cocción: 15 minutos**

6 huevos

12 claras de huevo

2 cebolletas picadas

2 cucharadas de cilantro picado

Sal y pimienta

Aceite en atomizador para cocinar

1 diente de ajo, triturado

½ ají chipotle enlatado en adobo, picado

½ taza de frijoles negros enlatados, enjuagados y escurridos

½ taza de salsa preparada

2 tortillas suaves Mission® para tacos, 98 por ciento libre de grasa

4 manzanas medianas

**Pon a precalentar la parrilla del horno.**

**En un bol grande, bate los huevos, las claras, la cebolleta y el cilantro y sazona con sal y pimienta negra recién molida.**

**Pon a calentar una sartén antiadherente a fuego medio y rocíala con el aceite en atomizador. Añade el ajo y el ají chipotle y sofríe hasta que sientas el aroma del ajo, más o menos 1 minuto. Agrega los frijoles negros y mézclalo todo bien. Echa los huevos mezclados en la sartén y revuelve suavemente hasta combinar. Cocina los huevos hasta que el borde comience a cuajar, de 3 a 4 minutos. Colócalo en el horno hasta que se termine de cocinar, de 4 a 5 minutos más.**

**Corta la *fritatta* en cuatro pedazos. Sírvele a cada persona un pedazo con la salsa por encima, media tortilla y una manzana.**

# Burritos para el desayuno con hongos y espinaca

Los hongos y la espinaca se combinan para crear estos apetitosos burritos de ligero y delicioso sabor. Dos tazas de espinaca pueden parecer mucho, pero al cocinarlas se reducen en la cazuela a casi nada.

Pon a calentar una sartén antiadherente a fuego medio y rocíala con el aceite en atomizador. Agrega los hongos y sofríelos hasta que estén dorados, de 5 a 6 minutos; sazona con sal y pimienta a gusto. Añade la espinaca y sofríe hasta que esté blanda.

Bate ligeramente los huevos y las claras en un bol grande. Echa los huevos en la sartén y cocínalos mientras los revuelves hasta que el fondo empiece a cuajar. Añade el ají picado y sigue revolviendo. Pruébalo y sazónalo si es necesario.

Mientras se cocinan los huevos, calienta las tortillas en el microondas aproximadamente 30 segundos. Divide la mezcla de los huevos en partes iguales entre las 4 tortillas. Enróllalas para formar un burrito y sírveselas a cada persona con una naranja.

**Para 4 raciones**
**Tiempo de cocción: 10 minutos**

Aceite en atomizador para cocinar

1 taza de hongos en rebanadas

Sal y pimienta negra recién molida

2 tazas de espinaca tierna fresca

6 huevos

12 claras de huevo

1 ají asado, picado

4 tortillas suaves Mission® para tacos, 98 por ciento libres de grasa

4 naranjas pequeñas

# Salmón al chipotle picante envuelto en papel de aluminio

**Para 4 raciones**
**Tiempo de cocción: 15 minutos**

4 cucharaditas de mantequilla blanda sin sal

1 chile chipotle enlatado en adobo, picado en trocitos

1 cucharada de salsa de adobo

½ cucharada de sal *kosher*

¼ cucharadita de pimienta negra recién molida

½ cucharadita de azúcar negra en paquete

4 filetes de salmón de 6 onzas

2 cucharadas de cilantro

12 tazas de ensalada verde variada mezclada

1 taza de hongos en rebanadas

3 cebolletas picadas

1 taza de tomates cereza cortados a la mitad

2 tazas de crutones sin grasa

½ taza de aderezo *ranch* sin grasa

Cuñas de lima

Cocinar pescado en papel de aluminio resulta una manera rápida y fácil de imbuirle abundante sabor mientras se mantiene suave y jugoso. En esta receta, preparamos un suculento salmón servido con mantequilla de ají chipotle dulce y condimentada por encima. La mantequilla se derrite para crear una original y compleja salsa que envuelve delicadamente al salmón. Servido con una ensalada verde fresca, el salmón picante que ofrecemos aquí se convertirá en un plato favorito en tu mesa.

Precalienta el horno a 400°F.

Combina la mantequilla, el chipotle, el adobo, la sal y pimienta y el azúcar en un bol pequeño y revuélvelo hasta que esté bien mezclado.

Corta cuatro hojas de papel de aluminio de más o menos un pie de largo. Coloca una porción de pescado en el centro de cada hoja de aluminio y sazona con sal y pimienta. Úntale a cada porción de pescado una cucharadita de la mantequilla de chipotle y espárcele ½ cucharada de cilantro. Dobla el papel de aluminio y ciérralo en las puntas para que quede sellado.

Coloca el salmón envuelto en un molde plano y hornéalo de 8 a 10 minutos hasta que el pescado se pueda desmenuzar con facilidad.

Mezcla la ensalada verde, los hongos, la cebolleta, los tomates, los crutones y el aderezo en un bol grande. Reparte en cuatro platos de ensalada.

Sírvele a cada persona una pieza del salmón envuelto con cuñas de lima y una ración de ensalada.

# Hamburguesa con queso y chile verde

Los chiles verdes enlatados vienen con mucho picante o con poco picante, por lo que puedes disfrutar estas hamburguesas aun si eres sensible a las comidas picantes, así como podrás disfrutar de los beneficios del chile. Los chiles se han usado para tratar el asma, la artritis, los coágulos de sangre y los dolores de cabeza, entre otras cosas. ¡Algunos hasta aseguran que los chiles ayudan a perder peso! Así que úsalos bastante... ¡te harán bien!

Coloca la carne de pavo molida en un bol grande y agrega la salsa inglesa, la sal y la pimienta. Combínalos ligeramente con cuidado de no mezclar demasiado, de lo contrario las hamburguesas quedarán duras. Divide la carne de pavo en cuatro partes y colócalas en el refrigerador mientras preparas los demás ingredientes.

Calienta la parrilla o una sartén con parrilla a fuego medio. Coloca las hamburguesas en la parrilla y cocínalas, volteándolas una vez, hasta que estén doradas por fuera y cocinadas por dentro, de 4 a 5 minutos por cada lado. No las comprimas con una espátula mientras se cocinan para que no pierdan el jugo. Cuando ya estén casi listas, colócales encima una rebanada de queso y déjalas en la parrilla hasta que el queso se derrita.

Mientras se doran las hamburguesas, calienta los chiles verdes en una cazuela pequeña a fuego mediano. Coloca una hamburguesa con queso en cada mitad de los panecillos. Ponles encima un cuarto del chile verde, una rebanada de cebolla, una rebanada de tomate, ¼ taza de espinaca y por último la tapa del panecillo.

Mezcla la ensalada verde y el aderezo en un bol grande. Repártelo en cuatro platos de ensalada.

Sírvele a cada persona una hamburguesa y un plato de ensalada.

---

**Para 4 raciones**
**Tiempo de cocción: 15 minutos**

1¼ libra de carne de pavo molida

1 cucharada de salsa inglesa (Worcestershire)

1 cucharadita de sal *kosher*

1 cucharadita de pimienta negra recién molida

2 rebanadas de 1 onza c/u de queso *cheddar* bajo en grasa, cortadas por la mitad

2 latas de 4 onzas de chiles verdes enlatados picantes o no muy picantes, escurrida

4 panecillos para hamburguesa de pan integral, picados por la mitad

4 rebanadas finas de cebolla roja

4 rebanadas gruesas de tomate

1 taza de espinaca tierna

8 tasas de ensalada verde mixta

½ taza de aderezo de ensalada sin grasa

# Ensalada de camarones a la parrilla con lima y jengibre

**Para 4 raciones**
**Tiempo de cocción: 10 minutos**

1½ libra de camarones crudos, pelados y sin tripa

2 cucharadas más ½ cucharadita de jengibre fresco picado

Ralladura de 2 limas

4 dientes de ajo machacados

1 cucharadita de sal *kosher*

1 cucharadita de pimienta negra recién molida

Aceite en atomizador para cocinar

Jugo de 2 limas

1 cucharada de salsa de soja

1 cucharadita de miel

1 cucharadita de aceite de sésamo

Si te gusta la comida tailandesa, pero no te gusta el picante fuerte de los chiles característicos de la misma, entonces este plato es para ti. Esta refrescante ensalada combina componentes de la cocina tailandesa, tales como el jengibre, las limas y la salsa de soja, pero no contiene ningún ingrediente picante fuerte. Este plato es también ideal para comer cuando quede de más, ya que los camarones resultan deliciosos fríos o calientes. Sólo asegúrate de mezclar la ensalada y el aderezo justo cuando la vayas a comer y no la noche anterior.

Combina los camarones, las 2 cucharadas de jengibre, la ralladura de las limas, 3 dientes de ajo, la sal y la pimienta en una bolsa plástica con cierre hermético. Agita los ingredientes en la bolsa hasta que los camarones queden bien cubiertos por el adobo. Guárdalo en el refrigerador durante 8 horas o desde la noche anterior. Sácalos del refrigerador y déjalos a temperatura ambiente alrededor de 20 minutos antes de cocinarlos.

Calienta la parrilla o una sartén con parrilla a fuego medio y rocíala con el aceite en atomizador.

En un bol pequeño, bate el jugo de lima, la salsa de soja, la miel, el aceite de sésamo, el resto del jengibre y el ajo, y el aceite de oliva. Sazona a gusto y pon aparte.

Cocina los fideos de arroz de acuerdo a las instrucciones del paquete. Mezcla con 2 cucharadas del aderezo y pon aparte.

Añade los camarones a la parrilla y cocínalos volteándolos una vez hasta que estén translúcidos, como 2 minutos cada lado.

Mientras se cocinan los camarones, combina el repollo, los ajíes, el cebollín, la menta, el cilantro y las verduras en un bol grande con el aderezo restante. Mezcla hasta cubrirlos.

Reparte la ensalada en cuatro platos. Coloca encima de cada ensalada ¼ de los fideos de arroz. Arregla los camarones en cada plato en forma atractiva y esparce el maní por arriba. Sírvelo.

1 cucharada de aceite de oliva extra virgen

4 onzas de fideos de arroz

2 tazas de repollo Napa en rebanadas finas

2 ajíes rojos en rebanadas finas

3 cebollines picados

2 cucharadas de menta picada

2 cucharadas de cilantro picado

4 tazas de verduras tiernas mixtas

2 cucharadas de maní tostado y picado

# Emparedados de judías blancas y atún en pan árabe

**Para 4 raciones**
**Tiempo de preparación: 10 minutos**

2 tazas de frijoles blancos enlatados, enjuagados y escurridos

2 latas de 6 onzas de atún blanco sólido de la albacora, en agua

¼ cebolla roja picada

1 tallo de apio picado

2 cucharadas de alcaparras

Ralladura y jugo de 1 limón

2 cucharadas de aceite de oliva extra virgen

1 cucharada de eneldo picado

Sal y pimienta negra recién molida

2 panes árabes de trigo integral, cortados por la mitad

1 taza de espinaca tierna

2 tomates en rebanadas

Esta refrescante ensalada de atún al estilo mediterráneo sustituye la mayonesa que tanto engorda —y que normalmente lleva la ensalada tradicional de atún— con el saludable aceite de oliva que es bueno para el corazón, y jugo de limón fresco. Los frijoles blancos proveen fibra, que te hace sentir lleno. Este emparedado satisface mucho y también lo puedes llevar contigo cuando sales. Envuélvelo en papel de aluminio . . . ¡y listo!

**En un bol mediano, combina los frijoles, el atún, la cebolla, el apio, las alcaparras, la ralladura y el jugo del limón, el aceite de oliva, el eneldo, la sal y la pimienta a gusto. Mezcla todos los ingredientes suavemente para no estropear los frijoles.**

**Forra el pan árabe por dentro con espinaca y tomates. Rellena cada bolsillo de pan con un cuarto de la mezcla de atún. Sírvele a cada persona medio bolsillo de pan.**

# Tostadas con camarones y frijoles negros

Las tostadas son como los tacos, con la diferencia de que son planas y el relleno se apila por encima. Los camarones, ricos en proteínas, y los frijoles negros completan esta tostada a la que se ponen por arriba los vegetales frescos y la crema agria baja en grasa. Prueba con otros rellenos hasta que encuentres la combinación que más te gusta.

**Precalienta la parrilla del horno. Forra una plancha para hornear con papel de aluminio y coloca las rodajas de tostada encima. Reparte los frijoles en partes iguales sobre cada rodaja de tostada y espárceles queso. Coloca encima los camarones y sazona con sal y pimienta. Dora las tostadas hasta que los camarones estén translúcidos y el queso se haya derretido, de 2 a 3 minutos.**

**Retira las tostadas de la parrilla y cúbrelas con salsa verde, tomates, cebollinos, espinaca, cilantro y una cucharada de crema agria. Sírvele una tostada a cada persona.**

**Para 4 raciones**
**Tiempo de cocción: 5 minutos**

4 rodajas de tostada

2 tazas de frijoles negros enlatados, enjuagados y escurridos

2 onzas de queso *cheddar* bajo en grasa, rallado

1½ libras de camarones medianos, pelados y sin tripa

Sal y pimienta negra recién molida

1 taza de salsa verde preparada

4 tomates sin semillas, picados

2 cebollinos en pedazos

4 tazas de espinaca tierna picada en pedazos grandes

¼ taza de cilantro fresco picado

4 cucharadas de crema agria baja en grasa

# Pollo al estilo griego en pan árabe

**Para 4 raciones**
**Tiempo de preparación: 10 minutos**

1¼ libras de pechuga de pollo cocinada

2 tazas de espinaca tierna

¼ pepino sin semilla picado en rebanadas finas

¼ de cebolla roja en rebanadas finas

1 taza de tomates cereza cortados a la mitad

2 onzas de queso *feta* desmenuzado

6 aceitunas *kalamata* sin carozo y cortadas a lo largo en cuatro

Sal y pimienta negra recién molida

½ taza de vinagreta de vino tinto baja en grasa

2 bolsillos de pan árabe integral

Este emparedado es tan rápido y fácil de preparar que te va asombrar lo delicioso que resulta. Se combina la pechuga de pollo magra con los pepinos, tomates, queso *feta* con sal y aceitunas saladas para crear una ensalada original con la que se rellena el pan árabe. Envuelve estos emparedados en papel de aluminio si quieres un almuerzo fácil de llevar.

En un bol grande, combina el pollo, la espinaca, el pepino, la cebolla, los tomates, el queso *feta* y las aceitunas. Sazona con sal y pimienta y agrega la vinagreta. Mézclalo para que se cubran. Reparte la ensalada en cada mitad del pan árabe. Sírvele medio emparedado a cada persona.

# Ensalada de pollo al *curry* en una cama de lechuga

Nuestra versión de ensalada de pollo incluye pasas doradas dulces, *curry* picante y almendras crujientes. Hemos reducido la mayor parte de la grasa que contiene una ensalada de pollo tradicional al usar mayonesa baja en grasa y yogur en lugar de la crema agria. Cebollinos recién picados le agregan un toque verde muy agradable a esta maravillosa ensalada de colores amarillos. Esta bonita ensalada servida sobre una cama de lechuga se presta hasta para servir en una reunión.

Combina el arroz con 1½ taza de agua en una cazuela mediana a fuego medio alto. Deja que hierva y baja el fuego. Déjalo hervir despacio hasta que el arroz esté blando y el agua se haya absorbido, alrededor de 10 minutos.

Mientras tanto, combina la mayonesa, el yogur, los cebollinos, la cebolla, el apio, el jugo de lima y el *curry*. Incorpora el pollo, las pasas y las almendras lentamente. Sazona con sal y pimienta.

Coloca dos hojas de lechuga una sobre la otra en cada uno de los cuatro platos. Pon un cuarto de la ensalada de pollo en cada cogollo de lechuga. Añade ½ taza de arroz a cada plato y sírvelo.

**Para 4 raciones**
**Tiempo de cocción: 10 minutos**

¾ taza de arroz integral de cocción rápida

¼ taza de mayonesa baja en grasa

¼ taza de yogur sin sabor, bajo en grasa

¼ taza de cebollinos picados

¼ de cebolla roja cortada muy fina

1 tallo de apio cortado muy fino

Jugo de 1 lima

1 cucharada de *curry* en polvo, o más si lo prefieres

1¼ libras de pechuga de pollo cocinada

2 cucharadas de pasas doradas

2 cucharadas de tajadas finas de almendras tostadas

Sal y pimienta negra recién molida

8 hojas grandes de lechuga acogollada tipo Bibb

**Para 4 raciones**
**Tiempo de cocción: 15 minutos**

Aceite en atomizador para cocinar

4 mitades de pechuga de pollo de 6 onzas, sin pellejo

Sal y pimienta negra recién molida

½ taza de aceitunas *kalamata* sin carozo y cortadas a lo largo en cuatro

½ taza de tomates secados al sol (no envasados en aceite), picados

2 cucharadas de alcaparras enjuagadas y escurridas

½ cucharadita de ralladura de limón

2 cucharadas de perejil de hoja plana picado

1 cucharada de aceite de oliva extra virgen o de aceite de linaza

6 tazas de espinaca tierna

6 tazas de verduras tiernas mixtas

2 ajíes rojos en rebanadas

2 tazas de cogollitos de bróculi

1 taza de tomates cereza cortados a la mitad

½ taza de vinagreta sin grasa

¼ taza de queso *feta* desmenuzado

# Pollo al estilo mediterráneo

La dieta mediterránea es rica en grasas buenas para la salud (como el aceite de oliva), las carnes magras y los sabores fuertes. Esta receta de pollo al estilo mediterráneo pone en tu mesa lo mejor de esa región del Viejo Mundo en cuestión de minutos. Estas pechugas de pollo ahumadas a la parrilla llevan por encima una guarnición a base de tomates secados al sol con aceitunas *kalamata* llenas de sabor. El pollo al estilo mediterráneo es una maravillosa forma de viajar por Europa desde la comodidad de tu propia mesa.

Calienta la parrilla o una sartén con parrilla a fuego medio y rocíala con el aceite en atomizador. Sazona el pollo con sal y pimienta. Cocina el pollo a la parrilla, de 5 a 6 minutos por cada lado.

Mientras el pollo se cocina, mezcla las aceitunas, los tomates, las alcaparras, la ralladura del limón, el perejil y el aceite de oliva en un bol pequeño.

En un bol grande, combina la espinaca, las verduras, los ajíes, el bróculi y los tomates con la vinagreta. Reparte en cuatro platos de ensalada.

Coloca una pechuga de pollo en cada uno de los cuatro platos. Échale por encima un cuarto de la mezcla de aceitunas con tomates y 1 cucharada de queso *feta*. Sírvele a cada persona una pechuga de pollo y una porción de la ensalada.

# Pizza portobello

El hecho de que hayas adoptado un estilo de vida más saludable no significa que tengas que privarte de algunas de tus comidas preferidas, como la pizza. Nuestra versión original de la pizza tiene como base el sustancioso hongo portobello, con pechuga de pollo magra y queso bajo en grasa por encima. Ensaya con esta técnica para crear tus propias recetas de pizzas saludables.

Calienta la sartén con parrilla a fuego mediano alto y rocíala con el aceite en atomizador. Precalienta la parrilla del horno. Pon a hervir agua con sal en una olla grande y coloca adentro un canasto para cocinar al vapor.

Con una cuchara pequeña, quita la laminilla marrón de adentro de los sombreretes y bótala. Sazona los hongos con sal y pimienta y colócalos en la parrilla. Cocínalos hasta que estén blandos, volteándolos de vez en cuando, de 4 a 5 minutos. Retira los sombreretes de hongos de la parrilla y colócalos en un molde plano.

Mientras cocinas los hongos en la parrilla, calienta la salsa marinara en un recipiente pequeño a fuego mediano.

Ponle por encima a cada hongo ¼ taza de salsa marinara. Reparte el pollo entre los cuatro sombreretes en partes iguales. Espárceles quesos *mozzarella* y parmesano por encima. Colócalos bajo la parrilla hasta que el queso se derrita y se dore, de 3 a 4 minutos, rotando el molde de vez en cuando. Retíralo del horno y espárceles perejil por arriba.

Mientras tanto, cuando el agua empiece a hervir, añade las habichuelas verdes y tápalas. Cocínalas al vapor hasta que estén blandas, de 6 a 8 minutos. Escúrrelas y sazónalas con sal y pimienta.

Sírvele a cada persona una pizza con 2 tazas de habichuelas verdes.

**Para 4 raciones**
**Tiempo de cocción: 20 minutos**

Atomizador para cocinar

4 sombreretes grandes de hongos portobello

Sal y pimienta negra recién molida

1 taza de salsa marinara preparada

10 onzas de pechuga de pollo cocinada y desmenuzada

2 onzas de queso *mozzarella* parcialmente descremado, rallado

2 onzas de parmesano rallado

¼ taza de perejil de hoja plana picado

8 tazas de habichuelas verdes recortadas

# Espagueti con salsa boloñesa

En la Secuencia de 12 Segundos™ se suprimen los carbohidratos por la noche, pero aun así puedes disfrutar de un plato tradicional de pastas. Los fideos de calabaza provienen de una calabaza de invierno sabrosa y baja en calorías, con largas hebras de masa que se asemejan a las hebras de las pastas. Sírvela con una sabrosa salsa boloñesa de pavo molido, nuestra deliciosa versión de este plato, ¡y no echarás de menos a los carbohidratos!

**Para 4 raciones**
**Tiempo de cocción: 15 minutos**

1 cucharada de aceite de oliva

¾ libra de pavo molido

¾ libra de pechuga de pavo molida

Sal y pimienta

½ cebolla picada finita

4 dientes de ajo picados

1 taza de hongos picados finos, alrededor de 6 grandes

2 tazas de salsa marinara preparada

¼ taza de perejil de hoja plana picado

1 "calabaza espagueti" grande

12 tazas de verduras de ensalada mezcladas

½ taza de vinagreta sin grasa

¼ taza de parmesano rallado

Calienta el aceite a fuego medio en una cacerola. Añade el pavo molido y la pechuga de pavo molida, sazónalos con sal y pimienta y cocínalos hasta que se doren. Agrega la cebolla, el ajo y los hongos; sofríe hasta que los vegetales estén blandos y los hongos hayan soltado casi todo el líquido, aproximadamente 5 minutos. Añade la salsa y el perejil, y ajusta los condimentos si es necesario. Déjalo cocinar a fuego lento durante 10 minutos.

Mientras tanto, corta la calabaza a lo largo y quítale las semillas. Colócala con la parte cortada hacia arriba en un recipiente apropiado para el microondas y sazónala con sal y pimienta. Vierte ⅓ taza de agua en el recipiente y cocínala en el microondas a temperatura alta durante 10 ó 15 minutos hasta que esté blanda. Retira del microonda y deja enfriar.

Mientras se refresca la calabaza, combina las verduras para la ensalada con la vinagreta en un bol grande. Repártela en cuatro platos de ensalada.

Cuando la calabaza se haya enfriado lo suficiente, quítale con un tenedor las hebras largas de la masa del cascarón. Reparte la calabaza en cuatro platos para pastas, 1 taza por ración. Ponle por encima a la calabaza un cuarto de la salsa boloñesa de pavo. Espárcele 1 cucharada de parmesano rallado a cada plato.

Sírvele un bol de calabaza y una porción de ensalada a cada persona.

# Mero a la parrilla con salsa romesco

La salsa romesco, clásica de la región de Cataluña en España, se hace a base de ají asado, tomates, cebollas, ajo, almendras y aceite de oliva. Para esta receta, hemos combinado esta apetitosa salsa con un suculento mero a la parrilla. Decorado con el verde brillante del perejil, este plato es tan apetitoso como luce.

Calienta la parrilla o una sartén con parrilla a fuego medio y rocíala con el aceite en atomizador.

Sazona el pescado con sal y pimienta y colócalo en la parrilla. Cocina los filetes de mero hasta que se desmenucen fácilmente con un tenedor, alrededor de 5 minutos por cada lado.

Mientras el pescado se cocina en la parrilla, combina los ajíes, los tomates, la cebolla, las almendras, el ajo, el vinagre, la sal y la pimienta a gusto en una procesadora de alimentos o en una licuadora. Bate mientras dejas caer un hilito de aceite de oliva hasta que todo esté bien combinado. Sazona a gusto y ponlo aparte.

En un bol grande, mezcla la verdura para la ensalada con la cebolla, el pepino, los hongos y la vinagreta, y reparte en cuatro platos de ensalada.

Sírvele a cada persona una porción de ensalada y un filete de mero con un cuarto de la salsa romesco por encima. Adórnalo con perejil.

**Para 4 raciones**
**Tiempo de cocción: 15 minutos**

Aceite en atomizador para cocinar

4 filetes de mero de 6 onzas

Sal y pimienta negra recién molida

4 ajíes rojos asados (puedes usar del tipo que viene en jarra, pero escúrrelos)

2 tazas de tomates en lata asados al fuego, escurridos

¼ de cebolla roja picada en pedazos grandes

2 cucharadas de tajadas finas de almendras tostadas

2 dientes de ajo

2 cucharadas de vinagre de jerez

2 cucharadas de aceite de oliva extra virgen

8 tazas de verduras para ensalada mezcladas

½ taza de cebollas rojas en rebanadas

½ pepino en rebanadas

½ taza de hongos en rebanadas

½ de vinagreta baja en grasa

½ taza de perejil de hoja plana picado

# Pechugas de pollo rellenas con espinaca

Queso *ricotta* parcialmente desgrasado, espinaca rica en vitaminas y albahaca fresca crean un delicioso y cremoso relleno para unas pechugas de pollo repletas de proteínas. Cuando se combina con brócoli al vapor con limón y almendras, este plato es tan suculento como parece.

**Para 4 raciones**
**Tiempo de cocción: 20 minutos**

1 cucharada de aceite de oliva

½ cebolla mediana picada finita

2 dientes de ajo picados

Un paquete de 10 onzas de espinaca congelada picada, descongelada y exprimida hasta que quede seca

1 taza de queso *ricotta* parcialmente desgrasado

Sal y pimienta negra recién molida

2 cucharadas de albahaca picada

4 mitades de 6 onzas de pechuga de pollo sin pellejo

**Precalienta el horno a 425°F.**

Pon a calentar una sartén pequeña a fuego medio y agrega el aceite de oliva. Añade la cebolla y el ajo. Rehoga los vegetales hasta que estén blandos y translúcidos. Retira del fuego y ponlos aparte.

En un bol pequeño, combina la espinaca, el *ricotta,* la sal y pimienta a gusto, la albahaca y la mezcla de cebolla que dejaste refrescar. Únelo todo bien. Coloca la mezcla en una bolsa grande con cierre hermético. Lleva toda la mezcla hacia una esquina de la bolsa y córtale la punta.

Sujeta una pechuga de pollo a lo largo y hazle una pequeña incisión por el extremo más grueso con un cuchillo afilado y estrecho (similar a un cuchillo para deshuesar). Con la punta del cuchillo apuntando hacia la parte más estrecha de la pechuga, mueve el cuchillo con cuidado hacia atrás y hacia delante para crear un bolsillo dentro de la pechuga. Ten cuidado de no abrir la pechuga. Repite lo mismo con el resto de las pechugas.

Sazona las pechugas por dentro y por afuera con sal y pimienta. Coloca dentro de los bolsillos de pollo la punta cortada de la bolsa que contiene el relleno. Exprime alrededor de un cuarto del relleno dentro de cada pechuga de pollo. Cierra la apertura con palillos. Esparce 1 cucharada de la mostaza por encima de las pechugas de pollo.

Rocía un molde plano con atomizador para cocinar. Coloca las pechugas rellenas en el molde plano y hornea hasta que la temperatura interna llegue a 165°F, de 15 a 20 minutos.

Mientras el pollo está en el horno, pon 2 pulgadas de agua a hervir a fuego lento en una olla de sopa y coloca el canasto para hervir al vapor. Añade el bróculi y tápalo. Cocina el bróculi al vapor hasta que esté blando, de 6 a 8 minutos. Retíralo del fuego y mezcla las almendras, la ralladura y el jugo del limón y sazona con sal y pimienta.

Sírvele una pechuga de pollo rellena a cada persona y 1½ tazas de bróculi.

4 cucharadas de mostaza Dijon

Atomizador para cocinar

6 tazas de cogollitos de bróculi

2 cucharadas de tajadas finas de almendras tostadas

Ralladura y jugo de 1 limón

# Filete *mignon* en salsa Cabernet

Este plato le hace la competencia a cualquier bistec que pueda servir tu parrilla favorita. Recuerda que el sabor del vino se acentúa al reducirse la salsa, de modo que debes escoger un vino que disfrutarías al tomarlo solo.

**Para 4 raciones**
**Tiempo de cocción: 15 minutos**

Cuatro filetes de lomo de res de 5 onzas, 95 por ciento libres de grasa a los que les has quitado toda la grasa visible

Sal y pimienta

Aceite en atomizador para cocinar

1 chalote picado

2 dientes de ajo cortados

2 ramitos de tomillo

1 taza de Cabernet Sauvignon (u otro vino tinto)

1 taza de caldo de res bajo en sal

2 cabezas de coliflor cortadas

1 cucharada de mantequilla sin sal

2 cucharadas de leche descremada

2 libras de espárragos recortados

**Pon a hervir agua en una olla grande. Calienta una sartén para saltear a fuego medio alto.**

**Sazona los bistecs con sal y pimienta. Añádelos a la sartén para saltear y dóralos a gusto, 3 minutos por cada lado para que queden de medianos a crudos. Retira los bistecs y ponlos en un plato cubiertos con papel de aluminio para mantener el calor.**

**Rocía la sartén con el aceite en atomizador y añade el chalote, el ajo y el tomillo, hasta que los vegetales estén blandos. Desglasea la sartén con el vino y el caldo, raspando el fondo con una cuchara de madera para desprender lo que esté pegado. Deja que el líquido hierva y se haya reducido a la mitad, 5 minutos. Sazona a gusto si es necesario.**

**Mientras reduces la salsa, añade el coliflor al agua hirviendo y cocínalo hasta que se haya ablandado. Escurre el coliflor sin botar el agua de la olla y ponlo en la procesadora de alimentos. Procesa hasta que esté suave y añade la mantequilla y la leche. Sazona con sal y pimienta.**

**Pon los espárragos en el agua hirviendo y cocínalos hasta que estén suaves, de 3 a 4 minutos. Escurre los espárragos y sazónalos con sal y pimienta.**

**Sírvele a cada persona un filete *mignon* cubierto con un cuarto de la salsa Cabernet, ½ taza de la coliflor hecha puré y un cuarto de los espárragos.**

# Lomo de cerdo con *bok choy* en adobo asiático

Este delicioso adobo penetra en el cerdo y le da un intenso y maravilloso sabor asiático. El adobo reducido se convierte en un ligero aderezo perfecto para el *bok choy* ahumado a la parrilla. El adobo resulta igual de delicioso con pollo que con cerdo.

En una bolsa grande con cierre hermético, combina el cerdo, la salsa de soja, el vinagre, la salsa de chile y ajo, el aceite de sésamo, el *hoisin,* la salsa inglesa, el aceite de chile, la salsa de ostra, las cebolletas, el jengibre, el ajo, el cilantro, la sal y la pimienta. Masajea la bolsa varias veces para que el cerdo se cubra con el adobo. Deja el cerdo en el adobo durante 8 horas o desde la noche anterior, masajeando la bolsa de vez en cuando para distribuir el adobo.

Calienta la parrilla o la sartén con parrilla a fuego medio alto y rocíala con el aceite en atomizador. Saca el cerdo del adobo y sécalo con papel toalla. Pon aparte el adobo. Coloca el cerdo en la parrilla y cocínalo hasta que la temperatura interna llegue a 145°F. Retíralo del fuego y cúbrelo con papel de aluminio para mantener el calor.

Vierte el adobo en una cazuela pequeña y ponla a fuego alto. Déjalo hervir y redúcelo a la mitad. Ponlo aparte.

Rocía el *bok choy* con el aceite en atomizador y sazónalo con sal y pimienta. Cocina el *bok choy* en la parrilla hasta que los tallos estén blandos y las hojas estén ligeramente quemadas, 2 minutos por cada lado.

Corta el cerdo en rodajas de ½ pulgada. Reparte el cerdo en cuatro platos de servir. Coloca dos mitades de *bok choy* en cada plato y úntales el adobo reducido. Sírvelo.

---

Para 4 raciones
Tiempo de cocción: 15 minutos

1½ libras de lomo de cerdo al que le has quitado toda la grasa visible

¼ taza de salsa de soja

2 cucharadas de vinagre de arroz

1 cucharada de salsa de chile y ajo

2 cucharaditas de aceite de sésamo

1 cucharada de salsa *hoisin*

1 cucharada de salsa inglesa (Worcestershire)

1 cucharadita de aceite de chile

½ cucharada de salsa de ostra

2 cebolletas en rodajas

1 cucharada de jengibre fresco picado

3 dientes de ajo rodajas

¼ taza de cilantro picado

½ cucharadita de sal *kosher*

½ cucharadita de pimienta negra recién molida

Aceite en atomizador para cocinar

4 cabezas de *bok choy* cortadas a lo largo con la raíz intacta

# Vinagreta de limón y linaza

Yo estrené esta vinagreta en *Emeril Live!* en la cadena Food Network. ¡Te encantará!

¼ taza de jugo de limón recién exprimido

1 diente de ajo aplastado

1 cucharadita de mostaza Dijon

Una pizca de sal

Pimienta negra recién molida a gusto

¼ taza de aceite de linaza

¼ taza de aceite de oliva extra virgen

**Combina todos los ingredientes en un pomo con cierre hermético. Agítalo para emulsionar el aderezo. Pruébala para ver si necesita más condimentos y sírvela.**

# LISTA DE ALIMENTOS IDEALES

He aquí una lista de los mejores alimentos que puede usar para su dieta de la Secuencia de 12 Segundos™. Asegúrese de adherirse a las raciones recomendadas para cada alimento para así asegurar su éxito.

## Proteínas (3 onzas si pesas menos de 150 libras; 5 onzas si pesas más de 150 libras)

- Avestruz
- Carne magra 95 por ciento libre de grasa
- Cordero
- Filete de carne de res
- Huevos
- Lomo de cerdo
- Lomo de res
- *London broil*
- Mariscos
- Pechuga de pollo/pavo, sin pellejo
- Pescado
- Queso *cottage* bajo en grasa

## Carbohidratos (½ taza o 1 rebanada de pan)

- Alforfón
- Arroz integral
- Arroz silvestre
- Avena
- Boniato (camote, batata)
- Cereal de grano integral
- Germen de trigo
- Harina de grano integral
- Pan árabe integral
- Pan integral
- Pasta integral
- Tortilla integral

## Vegetales (no feculosos) (2 a 4 tazas)

- Ajíes
- Ajo
- Berenjenas (minimizar)
- Berro
- Bróculi
- Brotes de alfalfa
- Calabacín amarillo
- Calabacín verde
- Cebolletas
- Cebollinos
- Chiles (ajíes picantes)
- Chirivías (minimizar)

- Col (repollo)
- Coles (repollitos) de Bruselas
- Coliflor
- Espárragos
- Espinaca
- Habichuelas verdes
- Hongos

- Lechuga
- Nabos (minimizar)
- Pepinos
- Perejil
- Rábanos
- Remolachas (minimizar)
- Tomates

## Grasa (una cucharadita)
- Aceite de linaza
- Aceite de oliva
- Aguacate (⅛)
- Almendras (6)

- Castaña de cajú (6)
- Crema de almendra
- Crema de maní
- Maní (10)

## Frutas (una fruta entera o 2 tazas de fruta cortada en dados)
- Arándanos
- Fresas
- Limas
- Limones
- Manzanas
- Melocotones

- Melón
- Moras
- Peras
- Toronja (pomelo)
- Uvas

## Meriendas (3 por día)
- Batido de proteína de clara de huevo Jay Robb™
- Batido de proteína de suero de Jorge's Packs™
- Queso *cottage* bajo en grasa (½ taza)
- 1 onza de carne seca

- 3 onzas de atún o salmón
- ½ taza de pechuga de pollo, cocinada y cortada
- 6 onzas de yogur sin sabor bajo en grasa

## Alimentos extras
- Agua
- Agua con gas
- Agua mineral

- Café (minimizar)
- Propel® Fit Water™
- Refresco (con gas) de dieta (minimizar)

## Sustitutos del azúcar (con moderación)
- Splenda®

- Stevia

## Dulces (con moderación)
- Caramelos sin azúcar
- Goma de mascar sin azúcar

- Postres de gelatina sin azúcar

## Ingredientes para dar sabor

- Ajo
- Caldo bajo en sodio
- Especias
- Hierbas aromáticas para cocinar (frescas o secas)
- Jugo de limón o de lima
- Mostaza
- Pepinillos encurtidos
- Salsa
- Salsa de soja baja en sal
- Salsa inglesa (Worcestershire)
- Vinagre

## Suplementos (para uso diario)

- Aceite de linaza Barlean's
- Multivitamina Jorge's Packs™
- Proteína de suero Jorge's Packs™

# LISTA DE COMIDAS RÁPIDAS/CONGELADAS

Yo siempre estoy ocupado, y por lo tanto entiendo que a veces uno necesita comprarse algo ligero para comer. He aquí algunas de las mejores opciones que encontrarás en tus tiendas y restaurantes más cercanos.

## DESAYUNO

### Comidas rápidas

· Emparedado de huevo y queso *Western Egg with Cheese Breakfast Sandwich* de Subway® (1)
   Acompáñalo con un pedazo de fruta.

· Panecillo de huevo *Egg McMuffin®* de McDonald's® (1)
   Acompáñalo con un pedazo de fruta.

· Tortilla con queso y vegetales *Veggie Cheese Omelet with Egg Beaters®* de Denny's® (1)
   Acompáñalo con un pedazo de fruta.

### Comidas congeladas

· Emparedado de panecillo *Smart Ones® English Muffin Sandwich* de Weight Watchers® (1)
   Acompáñalo con un batido de proteína de suero y un pedazo de fruta.

· Tocino, huevo y queso *Bacon, Egg, and Cheese* de Lean Pockets® (1)
   Acompáñalo con un batido de proteína de suero y un pedazo de fruta.

· Salchicha, huevo y queso *Sausage, Egg, and Cheese* de Lean Pockets® (1)
   Acompáñalo con un batido de proteína de suero y un pedazo de fruta.

# ALMUERZO

## Comidas rápidas

· Ensalada con pollo *Santa Fe Salad with Grilled Chicken* de Arby's® (1)
Acompáñalo con una ración de aderezo ranchero con suero de leche ligero.

· Taco de camarones *Shrimp Tacos* de Baja Fresh® (2)
Acompáñalo con una ensalada (2 tazas), y de aderezo usa un poquito de limón.

· Emparedado de pavo *Turkey Sub, 6-inch on Wheat* de Blimpie® (1)

· Ensalada con filete de pollo *TenderGrill® Chicken Filet Salad* de Burger King® (1)
Acompáñalo con una ración de aderezo *Fat Free Ranch Dressing* de Ken's®.

· Emparedado envuelto de pollo *Chicken Cool Wrap®* de Chick-fil-A®
Acompáñalo con una ensalada (2 tazas), y de aderezo usa un poquito de limón.

· Ensalada con pollo a la brasa *Southwest Chargrilled Chicken Salad* de Chick-fil-A® (1)
Acompáñalo con un poco de limón, medio paquete de crutones de mantequilla y ajo y una orden de sopa de pollo pequeña, *Hearty Breast of Chicken Soup*.

· Bol de Chipotle con barbacoa (1)
Pide una ración doble de lechuga, fajita de vegetales, salsa roja de tomatillo y frijoles negros. Sin arroz.

· Emparedado de pollo *Grilled Chicken Sandwich* de Dairy Queen® (1)
Acompáñalo con una ensalada y una ración de aderezo italiano sin grasa.

· Emparedado de pollo *Tender Roast® Sandwich Without Sauce* de KFC® (1)
Pide 2 onzas adicionales de pollo a la parrilla y acompáñalo con una ensalada con aliño *Golden Italian Light Ranch Dressing* de Hidden Valley®.

· Ensalada con pollo a la parrilla *Asian Salad with Grilled Chicken* de McDonald's®
Pide 1 onza adicional de pollo y acompáñalo con crutones de mantequilla y ajo. De aderezo, añádele un poco de limón.

· *Mahi Mahi Taco* de Rubio's Fresh Mexican Grill® (1)
Pide 3 onzas adicionales de dorado, y de aderezo acompáñalo con ensalada (2 tazas) con 2 cucharadas de salsa.

· *Carne Asada Street Tacos* de Rubio's Fresh Mexican Grill® (2)
Pide 2 onzas adicionales de carne asada y media ración de frijoles pintos, y de aderezo acompáñalo con una ensalada (2 tazas) con 2 cucharadas de salsa.

· *HealthMex® Chicken Taco* de Rubio's Fresh Mexican Grill® (2)
  Pide 1 onza adicional de pollo y una ensalada (2 tazas), y de aderezo usa 2 cucharadas de salsa.

· Emparedado *Club Sandwich* de Subway®, 6 pulgadas, en pan integral (1)
  Acompáñalo con una ensalada *Veggie Delite* con aderezo italiano sin grasa.

## Comidas congeladas

· Pollo a la naranja *Chicken a L'Orange* de Lean Cuisine® Café Classics (1)
  Acompáñalo con una ensalada verde mixta (2 tazas) con un poco de limón, y de aderezo usa 1 cucharadita de aceite de linaza.

· Pizza de pollo y ajo *Roasted Garlic Chicken Pizza* de Lean Cuisine® Casual Eating Classics™ (1)
  Acompáñalo con una ensalada verde mixta (2 tazas) con un poco de limón, y de aderezo usa 1 cucharadita de aceite de linaza.

· Lasaña *Classic Five Cheese Lasagna* de Lean Cuisine® One Dish Favorites™ (1)
  Acompáñalo con una ensalada verde mixta (2 tazas) con un poco de limón, y de aderezo usa 1 cucharadita de aceite de linaza.

· Pollo a la toscana *Chicken Tuscany* de Healthy Choice® Flavor Adventures (1)
  Acompáñalo con una ensalada verde mixta (2 tazas) con un poco de limón, y de aderezo usa 1 cucharadita de aceite de linaza.

· Bistéc a la parrilla *Grilled Whiskey Steak* de Healthy Choice® Flavor Adventures (1)
  Acompáñalo con una ensalada verde mixta (2 tazas) con un poco de limón, y de aderezo usa 1 cucharadita de aceite de linaza.

# CENA

## Comidas rápidas

· Bol de Chipotle con pollo (1)
  Pide una doble ración de lechuga, fajita de vegetales, salsa de tomatillo verde y salsa de tomate. Sin arroz ni frijoles.

· Ensalada de pollo *Greek Chicken Salad* de Daphne's® (1)
  Sin pan árabe, con ensalada adicional. De aderezo, añádele un poco de limón.

· Ensalada César *Roasted Caesar Salad* de KFC® (1)
  Pide 3 onzas adicionales de pollo asado con aderezo *Light Golden Ranch Dressing* de Hidden Valley®.

· Ensalada con pollo y tocino *Bacon Ranch Salad with Grilled Chicken* de McDonald's® (1)
  Pide 2 onzas adicionales de pollo a la parrilla y vinagreta *Low-fat Balsamic Vinaigrette* de Newman's Own®.

· Ensalada de pollo y espinaca *Grilled Chicken Breast and Spinach Salad* de Subway® (1)
Pide 3 onzas adicionales de pollo a la parrilla y aderezo italiano sin grasa.

## Comidas congeladas

· Filetes *Cajun Blackened Grilled Fillets* de Gorton's® (3)
Acompáñalo con ensalada verde mixta (3 tazas) con jugo de limón, y de aderezo usa 1 cucharadita de aceite de linaza.

· Camarones *Shrimp Temptations Scampi* Gorton's® (2 porciones)
Acompáñalo con ensalada verde mixta (3 tazas) con jugo de limón, y de aderezo usa 1 cucharadita de aceite de linaza.

· Filetes de pechuga (en bolsas) *Mesquite Breast Fillets* de Tyson® (2)
Acompáñalo con ensalada verde mixta (3 tazas) con jugo de limón, y de aderezo usa 1 cucharadita de aceite de linaza.

Nota: Para sugerencias sobre cómo comer en restaurantes, ya sean mexicanos, italianos o chinos, mira la página 40 del capítulo 4. Visita 12second.com para más sugerencias de comidas rápidas/congeladas.

# EJERCICIO ESPECIAL: RUTINA SIN PESAS

Esta sesión de ejercicios adaptada a las necesidades de las personas que andan de un lado para otro, está específicamente creada para cuando no tengas acceso a un gimnasio o a un equipo de entrenamiento. Esta rutina de doce ejercicios está diseñada para ejercitar todo tu cuerpo con sólo una sesión de 20 minutos. No vas a necesitar un gimnasio ni ningún equipo. Sólo usarás tu propio cuerpo como resistencia. ¡Es perfecta para cuando sales de viaje, o incluso cuando estás trabajando en tu oficina!

# Tijerilla alongada

Arrodíllate con una pierna y separa las piernas de manera que quede una distancia de aproximadamente 2 pies entre el talón y la rodilla. Párate en la posición inicial con la espalda recta, el pecho erguido y los músculos abdominales tensos. Respira con resoplidos a medida que bajas la rodilla de atrás hacia el piso, mientras cuentas hasta 10. Mantén la posición durante 2 segundos en el PMT, aproximadamente a 1 pulgada del piso. Regresa a la posición inicial mientras cuentas hasta 10. Repite otra vez con la misma pierna. Sin descansar, haz dos repeticiones más con la otra pierna, hasta un total de cuatro repeticiones. (Para evitar lesiones, asegúrate de que la rodilla del frente se mantiene alineada con los dedos de los pies.)

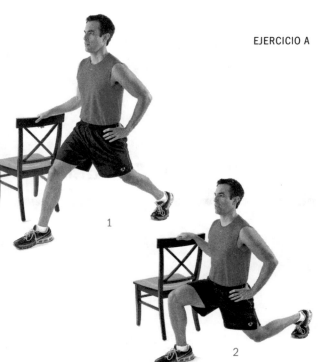

# Plancha sobre las rodillas

Ponte de manos y rodillas sobre una colchoneta, con las rodillas separadas a una distancia igual al ancho de tus caderas. Las manos deben estar separadas a una distancia ligeramente superior al ancho de tus hombros, y los dedos deben apuntar hacia el frente. Respira con resoplidos a medida que bajas el pecho hacia el piso mientras cuentas hasta 10. Mantén la posición durante 2 segundos en el PMT. Empuja el cuerpo hacia atrás, hacia la posición inicial, con los codos ligeramente doblados, mientras cuentas hasta 10. Sin descansar, repite tres veces.

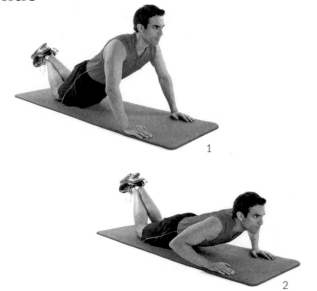

# Fondo en la silla

Siéntate en el borde delantero de una silla con las manos cerca de los costados de tu cuerpo y los dedos mirando al frente. Con las piernas extendidas, flexiona los pies de manera que el peso de tu cuerpo caiga sobre los talones. Respira con resoplidos a medida que te deslizas de la silla y vas bajando el cuerpo mientras cuentas hasta 10. Mantén la posición durante 2 segundos en el PMT. Empújate hacia arriba hasta llegar a la posición inicial, mientras cuentas hasta 10. Sin descansar, repite tres veces.

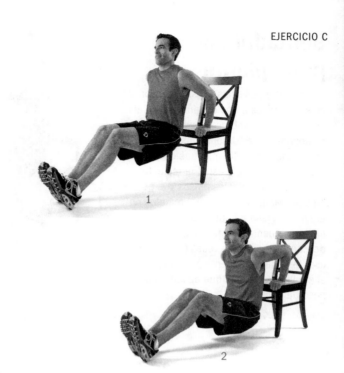

# Extensión hasta los dedos de los pies

Acuéstate boca arriba. Cruza las piernas, flexiona los pies y extiende las piernas hacia arriba hasta formar un ángulo de 90 grados con el torso. Con los brazos extendidos y la barbilla erguida, respira con resoplidos a medida que contraes los músculos abdominales tratando de tocar los dedos de tus pies con los dedos de tus manos mientras cuentas hasta 10. Mantén la posición durante 2 segundos en el PMT. Ve bajando hacia la posición inicial, sin que los omóplatos toquen el piso, mientras cuentas hasta 10. Sin descansar, repite tres veces.

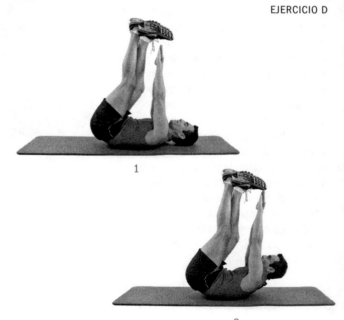

EJERCICIO A

# Sentadilla de principiante

Párate entre dos sillas resistentes, con los pies separados a una distancia igual al ancho de tus hombros. Respira con resoplidos a medida que lentamente haces una sentadilla mientras cuentas hasta 10. Mantén la espalda recta, los músculos abdominales tensos y el pecho erguido. Mantente durante 2 minutos en el PMT. Regresa a la posición inicial mientras cuentas hasta 10. Sin descansar, repite tres veces (Asegúrate de usar las sillas solamente para no perder el equilibrio, no para que aguanten el peso de tu cuerpo.)

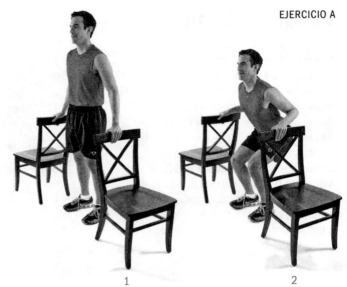

1          2

EJERCICIO B

# Perro perdiguero

Ponte de manos y rodillas, con las rodillas separadas a una distancia igual al ancho de tus caderas. Durante todo este ejercicio, mantén la cabeza erguida y los músculos abdominales tensos. Respira con resoplidos a medida que alzas y extiendes simultáneamente el brazo izquierdo y la pierna derecha mientras cuentas hasta 10. Mantén la posición y tensa los músculos durante 2 segundos en el PMT (cuando la pierna y el brazo alzados estén paralelos al piso). Regresa a la posición inicial mientras cuentas hasta 10. Sin descansar, repite una vez más; luego cambia de lado y haz dos repeticiones más, hasta un total de cuatro repeticiones.

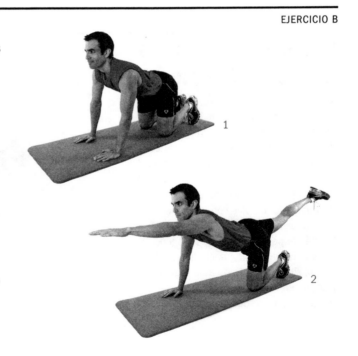

1

2

# Plancha con las manos en diamante

Tiéndete boca abajo sobre una colchoneta o una toalla. Extiende los brazos frente a ti, con las manos en posición diamante. Cruza los tobillos mientras te balanceas sobre las rodillas. Con la espalda recta y los músculos abdominales tensos, respira con resoplidos a medida que bajas el cuerpo hacia el piso mientras cuentas hasta 10, dejando que los codos se muevan hacia fuera. Mantén la posición durante 2 segundos en el PMT, a unas dos pulgadas del piso. Regresa a la posición inicial mientras cuentas hasta 10. Sin descansar, repite tres veces más.

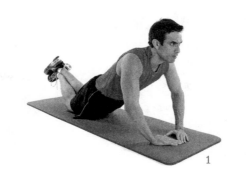

1

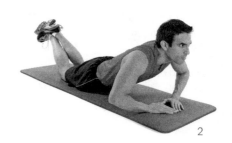

2

# Contracción abdominal inversa

Acuéstate boca arriba, con las manos a los lados y las palmas hacia abajo. Hala los talones hacia arriba y llévalos lo más cerca que puedas de las asentaderas. Alza los talones unas dos pulgadas del piso. Mantén la barbilla elevada y los músculos abdominales tensos. Respira con resoplidos a medida que halas las rodillas hacia arriba, sirviéndote de los músculos abdominales inferiores, mientras cuentas hasta 10. Mantén la posición y tensa los músculos durante 2 segundos en el PMT (cuando tengas las asentaderas ligeramente separadas del piso). Ve bajando el cuerpo hacia la posición inicial mientras cuentas hasta 10. Sin descansar, repite tres veces.

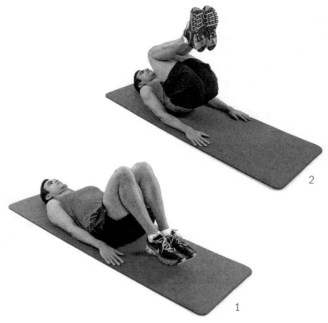

2

1

# Sentadilla lateral

De pie, abre las piernas unos 2 pies más que el ancho de tus hombros. Respira con resoplidos a medida que haces cuclillas con una pierna, inclinado hacia ese lado, al tiempo que mantienes la otra pierna derecha mientras cuentas hasta 10. Mantén la posición en el PMT durante 2 segundos. Regresa a la posición inicial mientras cuentas hasta 10. Sin descansar, alterna los lados y haz dos repeticiones en cada lado hasta realizar un total de cuatro.

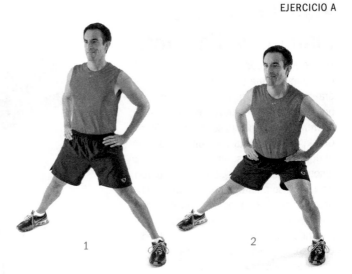

# Superman

Acuéstate boca abajo con el cuerpo completamente extendido, los brazos paralelos entre sí y las piernas rectas. Respira con resoplidos a medida que elevas los brazos y las piernas simultáneamente mientras cuentas hasta 10. Mantén la posición y tensa los músculos durante 2 segundos en el PMT. Regresa a la posición inicial mientras cuentas hasta 10. Sin descansar, repite tres veces más.

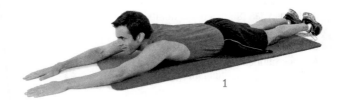

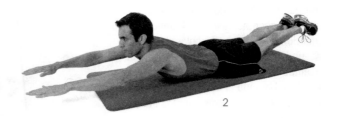

# Plancha en V

EJERCICIO C

Párate con los pies separados a una distancia igual al ancho de tus caderas. Dóblate por las caderas hacia delante y pon las manos sobre el piso, a 2 ó 3 pies de los dedos de los pies. Mantén los músculos abdominales tensos, con la cabeza hacia dentro como si estuvieras sosteniendo una naranja entre la barbilla y el pecho (desde un lado, deberías lucir como una V invertida). Con las manos un poco más al frente que los hombros, respira con resoplidos a medida que doblas los codos y bajas el pecho y los hombros hacia el piso mientras cuentas hasta 10. Mantén la posición y tensa los músculos durante 2 segundos en el PMT. Empújate hacia atrás, hacia la posición inicial, mientras cuentas hasta 10. Sin descansar, repite tres veces.

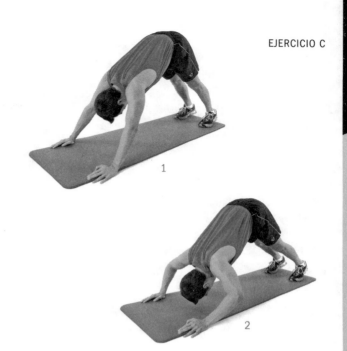

# Contracción abdominal de bicicleta

EJERCICIO D

Acuéstate boca arriba. Pon las manos detrás de la cabeza y alza los talones unas 2 pulgadas del piso; mantén la barbilla erguida y los músculos abdominales tensos durante todo el ejercicio. Lleva el codo derecho hacia la rodilla izquierda y respira con resoplidos a medida que giras hacia el otro lado mientras cuentas hasta 10. Mantén la posición y tensa los músculos en el PMT (donde el codo izquierdo toca la rodilla derecha) durante 2 segundos. Baja a la posición inicial mientras cuentas hasta 10. Sin descansar, repite tres veces.

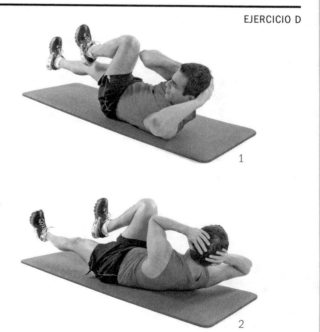

# BIBLIOGRAFÍA SELECTA

## Capítulo 1: Un secreto extraordinario

Gosnell M. "Killer Fat," *Discover,* febrero 2007.

Ibáñez, J., M. Izquierdo, I. Argüelles, et al. "Twice Weekly Progressive Resistance Training Decreases Abdominal Fat and Improves Insulin Sensitivity in Older Men with Type 2 Diabetes." *Diabetes Care* 28 (2005):662–667.

Ormsbee J., J. Thyfault, E. Johnson, et al. "Fat Metabolism and Acute Resistance in Trained Men." *Journal of Applied Physiology* 102 (2007):1767–72.

Richmond, M. "Metabolism: The Calories You Spend." *Northwestern University Fit Bite,* noviembre 2005.

Treuth, M.S., G.R. Hunter, T. Hunter, et al. "Reduction in Intra-Abdominal Adipose Tissue After Strength Training in Older Women." *Journal of Applied Physiology* 78 (1995):1425–1431.

Zurlo, F., K. Larson, C. Bogardus, et al. "Skeletal Muscle Metabolism Is a Major Determinant of Resting Energy Expenditure." *Journal of Clinical Investigation* 86 (1990):1423–1427.

## Capítulo 2: El mito del *más*

Burleson, M.A. Jr., H.S. O'Bryant, M.H. Stone, et al., "Effect of Weight Training Exercise and Treadmill Exercise and Postexercise Oxygen Consumption." *Medicine & Science in Sports & Exercise* 30 (1998):518–522.

Chetin, R.D. "Contemporary Issues in Resistance Training: What Works?" *ACMS Fit Society Page,* otoño 2002:3.

Fry AC. "Overtraining with Resistance Exercise." *Current Comment from the ACSM,* enero 2001.

Gill, I.P.S. y C. Mbubaegbu. "Fracture Shaft of Clavicle, and Indirect Injury from Bench Pressing." *British Journal of Sports Medicine* 38 (2004):26.

Gillette, C.A., R.C. Bulloug, y C.L. Melby. "Postexercise Energy Expenditure in Response to Acute Aerobic-cor Resistive Exercise." *International Journal of Sport Nutrition and Exercise Metabolism* 4 (1994): 347–60.

Goertzen, M., K. Schoppe, G. Lange, et al. "Injuries and Damage Caused by Excess Stress in Body Building and Power Lifting." *Sportvertletzung Sportschaden: Organ der Gesellschaft für Orthopädisch-Traumatologische Sportmedizin* 3 (1989):32–36.

Haupt, H.A. "Upper Extremity Injuries Associated with Strength Training." *Clinics in Sports Medicine* 20 (2001):481–490.

Kentta, G., y P. Hassmen. "Overtraining and Recovery. A Conceptual Method." *Sports Medicine* 26 (1998):1–16.

Konig M., y K. Biener. "Sport-Specific Injuries and Weight Lifting." *Schweizerische Zeitschrift für Sportmedizin* 38 (1990):25–30.

Lombardi, V.P., y R.K. Troxel. "U.S. Death and Injuries Associated with Weight Training." *Medicine & Science in Sport & Exercise* 35 (2003):S203.

Mazur L.J., R.J. Yetman, y W.L. Risser. "Weight Training Injuries. Common Injuries and Preventative Methods." *Sports Medicine* 16 (1993):57–63.

Montes-Rodríguez, C.J., P.E. Rueda-Orozco, E. Urteaga-Urías, et al. "From Neuronal Recovery to the Reorganisation of Neuronal Circuits: A Review of the Functions of Sleep." *Revista de Neurología* 43 (2006):409–415.

Osterberg, K.L., y C.L. Melby. "Effect of Acute Resistance Exercise on Postexercise Oxygen Consumption and Resting Metabolic Rate in Young Women." *International Journal of Sport Nutrition and Exercise Metabolism* 10 (2000):360.

Pyron, M. "Overtraining Syndrome." *ACSM Fit Society Page.* primavera 2004:15.

Reynolds, J.M., y L. Kravitz. "Resistance Training and EPOC." *IDEA Personal Trainer* 12 (2001):17–19.

## Capítulo 3: ¿Qué es la Secuencia de 12 Segundos™?

Alexander, A., y C. De Luca. "Firing Rates of Motor Units in Human Vastus Lateralis Muscle During Fatiguing Isometric Contractions." *Journal of Applied Physiology* 99 (2005):268–80.

Bejeck, B. "All About Abs." *IDEA Health & Fitness Source* 18 (2000):29.

Beltman, J.G.M., A.J. Sargeant, W. van Mechelen, et al. "Voluntary Activation Level and Muscle Fiber Recruitment of Human Quadriceps During Lengthening Contractions." *Journal of Applied Physiology* 97 (2004):619–26.

Chiara, M., K. Chamarl, A. Chaouachi, et al. "Effects of Intrasession Concurrent Endurance and Strength Training Sequence on Aerobic Performance and Capacity." *British Journal of Sports Medicine* 39 (2005):555–61.

Cobleigh, B., y I. Kaufer. "Circuit Weight Training—An Answer to Achieving Physical Fitness?" *Journal of Physical Education, Recreation & Dance* 63 (1992):18–24.

Crowther, G.J., y R.K. Gronka. "Fiber Recruitment Affects Oxidative Recovery Measurements of Human Muscle in Vivo." *Medicine & Science in Sports & Exercise* 34 (2002):1733–37.

Cunningham, J.J. "A Reanalysis of the Factors Influencing Basal Metabolic Rate in Normal Adults." *American Journal of Clinical Nutrition* 33 (1980):2372–74.

Darden, E. *The New High Intensity Training*. Nueva York: Rodale, 2004.

Fleck S.J., y W.J. Kraemer. *Designing Resistance Training Programs*. Champaign, IL: Human Kinetics, 2004.

Fuglevand, A.J., D.A. Winter y A.E. Patla. "Models of Recruitment and Rate Coding Organization in Motor-Unit Pools." *Journal of Neurophysiology* 70 (1993):2470–88.

Gettman, L.R., and M.L. Pollock. "Circuit Weight Training: A Critical Review of Its Physiological Benefits." *The Physician and Sports Medicine* 9 (1981):44–60.

Goldberg, A.L., J.D. Etlinger, D.F. Goldspink, et al. "Mechanism of Work-Induced Hypertrophy of Skeletal Muscle." *Medicine & Science in Sports & Exercise* 7 (1975):185–98.

Gotshalk, L.A., R.A. Berger y W.J. Kraemer. "Cardiovascular Responses to a High-Volume Continuous Circuit Resistance Training Protocol." *Journal of Strength and Conditioning Research* 18 (2004): 760–64.

Hahn, F. y M. Eades, M.D. *The Slow Burn Fitness Revolution: The Slow-Motion Exercise That Changes Your Body in 30 Minutes a Week*. Nueva York: Random House, 2003.

Haltom, R.W., R.R. Kraemer, R.A. Sloan, et al. "Circuit Weight Training and Its Effects on Excess Postexercise Oxygen Consumption." *Medicine & Science in Sports & Exercise* 31 (1999):1613–18.

Harber M.P., A.C. Fry, M.R. Rubin, et al. "Skeletal Muscle and Hormonal Adaptations to Circuit Weight Training in Untrained Men." *Scandinavian Journal of Medicine & Science in Sports* 14 (2004):76.

Houtman, C.J., D.F. Stegeman, J.P. Van Dijk, et al. "Changes in Muscle Fiber Conduction Velocity Indicate Recruitment of Distinct Motor Unit Populations." *Journal of Applied Physiology* 95 (2003):1045–54.

Hunter, G.R., D. Seehorst y S. Snyder. "Comparison of Metabolic and Heart Rate Responses to Super Slow vs. Traditional Resistance Training." *Journal of Strength and Conditioning Research* 17 (2003):76–81.

Jacons, P.L., M.S. Nash y J.W. Rusinowski. "Circuit Training Provides Cardiorespiratory and Strength Benefits in Persons with Paraplegia." *Medicine & Science in Sports & Exercise* 33 (2001):711–18.

Johnston, B.D. "Moving Too Rapidly in Strength Training Will Unload Muscles and Limit Full Range Strength Development Adaptation: A Case Study." *JEPonline* 8 (2004):36–45.

Kaikkonen, H., M. Yrjämä, E. Siljander, et al. "The Effect of Heart Rate Controlled Low Resistance Circuit Weight Training and Endurance Training on Maximal Aerobic Power in Sedentary Adults." *Scandinavian Journal of Medicine & Science in Sports* 10 (2000):211–15.

Karp, J.R. "Muscle Fiber Types and Training." *Strength and Conditioning Journal* 23 (2001):21–26.

Keeler, L.K., L.H. Finkelstein, W. Miller, et al. "Early Phase Adaptations of Traditional Speed vs. Super Slow Resistance Training on Strength and Aerobic Capacity in Sedentary Individuals." *Journal of Strength and Conditioning Research* 15 (2001):309–14.

Kravitz, L. "New Insights into Circuit Training." *IDEA Fitness Journal* 4 (2005):24–26.

Little, J. *Advanced Max Contraction Training*. Nueva York: McGraw-Hill, 2006.

———. *Max Contraction Training: The Scientifically Proven Program for Building Muscle Mass in Minimum Time*. Nueva York: McGraw-Hill, 2004.

Little, J., y J. Sharkey, *The Wisdom of Mike Mentzer*. Nueva York: McGraw-Hill, 2005.

McDonagh, M.J. y C.T. Davies. "Adaptive Responses of Mammalian Skeletal Muscle to Exercise with High Loads." *European Journal of Applied Physiology and Occupational Physiology* 52 (1984):139–55.

Mentzer, M. y J. Little. *High-Intensity Training the Mike Mentzer Way*. Nueva York: McGraw-Hill, 2002.

Miller, A.T. y C.S. Blyth. "Lean Body Mass as a Metabolic Reference Standard." *Journal of Applied Physiology* 5 (1953):311–16.

Moen, S. "Circuit Training Through the Muscular System." *Journal of Physical Education, Recreation & Dance* 67 (1996):109–12.

Nelson, J. y L. Kravitz. "Super Slow Resistance Training." *IDEA Personal Trainer* 13 (2002):13–18.

Nelson, M. *Strong Women Stay Slim*. Nueva York: Bantman, 1998.

O'Connor, P., G. Sforzo y P. Frye. "Effect of Breathing Instruction on Blood Pressure Responses During Isometric Exercise." *Physical Therapy* 69 (1989):757–62.

Philbin, J. *High-Intensity Training*. Champaign, IL: Human Kinetics, 2004.

Poehlman E.T., M.I. Goran, A.W. Gardner, et al. "Determinants of Decline in Resting Metabolic Rate in Aging Females." *American Journal of Physiology-Endocrinology and Metabolism* 164 (1993):E450–55.

Pratley, R., B. Nicklas, M. Rubin, et al. "Strength Training Increases Resting Metabolic Rate and Norepinephrine Levels in Healthy 50- to 65-Year-Old Men." *Journal of Applied Physiology* 76 (1994):133–37.

Reynolds, J. "Case Study: Weight Loss: A Client Finally Sees Results with a Unique Circuit Training Program." *IDEA Health & Fitness Source* 22 (2004):66–70.

Richmond, M. "Metabolism: The Calories You Spend." *Northwestern University Fit Bite,* noviembre 2005.

Sayers, S.P., J. Bean, A. Cuoco, et al. "Changes in Function and Disability After Resistance Training: Does Velocity Matter?" *American Journal of Physical Medicine & Rehabilitation* 82 (2003):605–13.

Sisco, P., y J. Little. *Static Contraction Training*. Nueva York: Contemporary, 1999.

Smith, L.K., E.L. Weiss y L.D. Lehmkuhl. *Brunstrom's Clinical Kinestology*. Filadelfia: F.A. Davis, 1996.

Taafe, D.R., L. Pruitt, G. Pyka, et al. "Comparative Effects of High- and Low-Intensity Resistance Training on Thigh Muscle Strength, Fiber Area, and Tissue Composition in Elderly Women." *Clinical Physiology* 16 (1996):381–92.

Tanimoto, M., y N. Ishii. "Effects of Low-Intensity and Resistance Exercise with Slow Movement and Tonic Force Generation on Muscular Function in Young Men." *Journal of Applied Physiology* 100 (2006): 1150–57.

Weider, B. "How Slow Should You Go? What Is Super-Slow Training and Does It Really Work More Muscle Fibers?" *Muscle & Fitness* 65 (2004):194–95.

Weider, J. "Dense, Striated and Cut!" *Muscle & Fitness* 53 (1992):82–88.

Westcott, W.L., R.A. Winett, E.S. Anderson, et al. "Effects of Regular and Slow Speed Resistance Training on Muscle Strength." *Journal of Sports Medicine and Physical Fitness* 41 (2001):154–58.

Williams, P.A., y T.F. Cash. "Effects of a Circuit Weight Training Program on the Body Images of College Students." *International Journal of Eating Disorders* 30 (2001):175–82.

Zickerman, A. y B. Schley. *Power of 10: The Once-a-Week Slow Motion Fitness Revolution*. Nueva York: HarperCollins, 2003.

Zinozenko, D. *The Abs Diet*. Nueva York: Rodale, 2004.

Zurlo, F., K. Larson, C. Bogardus, et al. "Skeletal Muscle Metabolism Is a Major Determinant of Resting Energy Expenditure." *Journal of Clinical Investigation* 86 (1990):1423–27.

## Capítulo 4: Comer bien

Antoine, J.M., R. Rohr, M.J. Gagery, R.E. Bleyer y G. Debry. "Feeding Frequency and Nitrogen Balance in Weight-reduction Obese Women." *Human Nutrition: Clinical Nutrition* 38, no. 1 (1984):313–38.

Boirie, Y., M. Dangin, P. Gachon, et al. "Slow and Fast Dietary Proteins Differently Modulate Postprandial Protein Accretion." *Proceedings of the National Academy of Sciences of the United States of America* 94 (1997):4930–35.

Bushman, J.L. "Green Tea and Cancer in Humans: A Review of the Literature." *Nutrition and Cancer* 31 (1998):151–59.

Craig, W.J. "Health-Promoting Properties of Common Herbs." *American Journal of Clinical Nutrition* 70 (1999):419S–499S.

Dangin, M., Y. Boirie, C. Guillet, et al. "Influence of the Protein Digestion Rate on Protein Turnover in Young and Elderly Subjects." *Journal of Nutrition* 132 (2002):3228S–3233S.

Dauncey, M.J. y S.A., Bingham. "Dependence of 24 h Energy Expenditure in Man on the Composition of the Nutrient Intake." *British Journal of Nutrition* 50 (1983):1–13.

Farshchi, H.R., M.A. Taylor y I.A. Macdonald. "Decreased Thermic Effect of Food After an Irregular Compared with a Regular Meal Pattern in Healthy Lean Women." *International Journal of Obesity Related Metabolic Disorders* 28, no. 5 (2004):653–60.

Fogteloo, A.J., H. Pijl, P. Roelfsema, M. Frölich y A.E. Meinders. "Impact of Meal Timing and Frequency on the Twenty-Four-Hour Leptin Rhythm." *Hormone Research* 62, no. 2 (2004):71–78.

Garrow, J.S. "The Contribution of Protein Synthesis to Thermogenesis in Man." *International Journal of Obesity* 9 (1985):97–101.

Graham, H.N. "Green Tea Composition, Consumption, and Polyphenol Chemistry." *Preventive Medicine* 21 (1992):334–50.

Hall, W.L., Millward, D.J., Long, S.J., et al. "Casein and Whey Exert Different Effects on Plasma Amino Acid Profiles, Gastrointestinal Hormone Secretion and Appetite." *British Journal of Nutrition* 89 (2003): 239–248.

Hutchins, L. *Super Slow®: The ULTIMATE Exercise Protocol*. Castleburry, FL: Media Support by Ken Hutchins, 1989.

Imai, K., K. Suga y K. Nakachi. "Cancer Preventive Effects of Drinking Green Tea Among a Japanese Population." *Preventive Medicine* 26 (1997):769–75.

Iwao, S., K. Mori e Y. Sato. "Effects of Meal Frequency on Body Composition During Weight Control in Boxers." *Scandinavian Journal of Medicine & Science in Sports* 6, no. 5 (1996):265–72.

Katiyar, S., C.A. Elmets y S.K. Katiyar. "Green Tea and Skin Cancer Photoimmunology, Angiogenesis, and DNA Repair." *Journal of Nutritional Biochemistry* (2006): Epub (ahead of print).

Mikkelson, P.B., S. Toubro y A. Astrup. "Effect of Fat-Reduced Diets on 24-h Energy Expenditure: Comparisons Between Animal Protein, Vegetable Protein, and Carbohydrate." *American Journal of Clinical Nutrition* 72 (2002):1135–41.

Millward, D.J., P.J. Garlick, R.J. Stewart, et al. "Skeletal-Muscle Growth and Protein Turnover." *Biochemical Journal* 150 (1975):235–43.

Mirkov, S., B.J. Komoroski, J. Ramirez, et al. "Effects of Green Tea Compounds On Irinotecan Metabolism." *Drug Metabolism and Disposition* (2006): Epub (ahead of print).

Murphy, M. "Feed the Fat Furnace: Chicken, Fish, and Protein Powders Can Help You Build Muscle and Burn Away Fat." *Men's Fitness,* octubre 2003.

Nagle, D.G., D. Ferreira y Y.D. Zhou. "Epigallocatechin-3-Gallate (EGCG) Chemical and Biomedical Perspectives." *Phytochemistry* 67 (2006):1849–55.

Nestel, P.J., S.E. Pomeroy, T. Sasahara, et al. "Arterial Compliance in Obese Subjects Is Improved with Dietary Plant n-3 Fatty Acid from Flaxseed Oil Despite Increased LDL Oxidizability." *Arteriosclerosis, Thrombosis, and Vascular Biology* 17 (1999):1163–70.

PDRhealth. Drug Information: L-glutamine. http://www.pdrhealth.com/drug_info/nmdrugprofiles/nutsupdrugs/lgl_0125.shtm/

Raben, A., L. Agerhold-Larson, A. Flint, et al. "Meals with Similar Energy Densities but Rich in Protein, Fat, Carbohydrate, or Alcohol Have Different Effects on Energy Expenditure and Substrate Metabolism but Not on Appetite and Energy Intake." *American Journal of Clinical Nutrition* 77 (2003):91–100.

Robinson, S.M., C. Jaccard, C. Persaud, et al. "Protein Turnover and Thermogenesis in Response to High-Protein and High-Carbohydrate Feeding in Men." *American Journal of Clinical Nutrition* 52 (1990):72–80.

Segal, K.R., B. Gutin, A.M. Nyman, et al. "Thermic Effect of Food at Rest, During Exercise, and After Exercise in Lean and Obese Men of Similar Body Weight." *Journal of Clinical Investigation* 76 (1985):1107–12.

Tipton, K.D., B.B. Rasmussen, S.L. Miller, et al. "Timing of Amino Acid-Carbohydrate Ingestion Alters Anabolic Response of Muscle to Resistance to Exercise." *American Journal of Physiology* 281 (2001):E197–E206.

Tipton, K.D. y R.R. Wolfe. "Exercise, Protein Metabolism, and Muscle Growth." *International Journal of Sport Nutrition and Exercise Metabolism* 11 (2001):109–32.

Westerterp-Plantenga, M.S., M.P.G.M. Lejune, I. Nijs, et al. "High Protein Intake Sustains Weight Maintenance After Body Weight Loss in Humans." *International Journal of Obesity* 28 (2004):57–64.

Ziegler, T.R., K. Benfell, R.J. Smith, et al. "Safety and Metabolic Effects of L-Glutamine Administration in Humans." *Journal of Parenteral and Enteral Nutrition* 14 (1990):137S–146S.

# SOBRE EL AUTOR

Jorge Cruise luchó con problemas de sobrepeso de niño y de joven. Hoy en día se le reconoce como el más destacado experto en bienestar para la gente ocupada. Él es autor de dos bestsellers: *8 Minutos por la Mañana*®, publicado en catorce idiomas, y *La Dieta de las 3 Horas*™. Cada día Jorge entrena a millones de clientes por el Internet en 12second.com y 3hourdiet.com. También se le puede encontrar dando consejos en AOL y lifescript.com. Cada domingo, su columna en la revista *USA WEEKEND* llega a más de 51 millones de lectores por todo el país. Se ha presentado en los programas *El Show de Cristina, Oprah, Good Morning America, Today, Extra, The Tyra Banks Show, Dateline NBC* y en la cadena CNN. Puedes contactar a Jorge en jorgecruise.com.

# PRODUCTOS APROBADOS DE LA SECUENCIA DE 12 SEGUNDOS™

He puesto a prueba muchos productos y los siguientes han resultado ser mis favoritos. De hecho, son los únicos productos que llevan mi sello exclusivo de la Secuencia de 12 Segundos™. Para obtener más información sobre estos productos, visita 12second.com.

## BALLY TOTAL FITNESS®

Bally® tiene mucha experiencia en la industria de la salud (más de cuarenta años) y se encuentra en 400 sitios convenientes por todo el país. Ya me encuentre en California o esté de viaje por la costa este, siempre me resulta fácil encontrar un centro Bally® Total Fitness. Y lo estupendo de Bally® es que puedes asistir gratuitamente a una clase de la Secuencia de 12 Segundos™ al bajar un pase de 12second.com. Además, hay más de 5.000 entrenadores de Bally® en la nación entera que conocen el método de la Secuencia de 12 Segundos™.

## ACEITE DE LINAZA (*FLAXSEED OIL*) DE BARLEAN'S®

Todos los productos Barlean's® son completamente frescos y orgánicos. Es absolutamente necesario que este producto sea fresco, porque el aceite de linaza se pone rancio muy rápido, ¡y sabe muy mal en esas condiciones! Yo lo uso todos los días, y una de las meriendas favoritas de mi hijo Parker es el aceite de linaza de Barlean's® con tostadas.

- Original
- Lignan
- Con sabor (canela, limonada)
- Forti-Flax

## GOFIT™

Los productos de GoFit™ son convenientes, seguros y cómodos. Por ejemplo, su línea Sportblock® combina ocho pares de mancuernas en un solo diseño que ahorra espacio y es fácil de sujetar. Su bola de ejercicio resiste un peso de hasta 500 libras, lo cual significa que no te tienes que preocupar por tu seguridad mientras te ejercitas con ella. Por último, su colchoneta para Pilates® es de las más suaves y cómodas que hay. Estos tres productos son los que aparecen en los ejercicios que indicamos en este libro.

· Mancuernas ajustables Sportblock® y juego de pesas *Sportblock Add-on Weight*
· Colchonetas para Pilates
· Bolas de ejercicio (55 cm, 65 cm y 75 cm)
· Tubos de resistencia (*power tubes*)

· *Abwheel*
· Ligas *Power Flat*
· Bolas tonificadoras *Weighted Toning Balls*
· Multi Tube Gym

## JORGE'S PACKS™ DE VITAMINAS

Una de las cosas que más me gusta de estas vitaminas es que vienen en paquetes personalizados para tomarlas todas juntas. Hasta tienen tu nombre impreso en cada paquetito. Se pueden llevar encima y son excelentes para viajar y para el uso diario. Además, contienen todo lo apropiado para ti de acuerdo a tu perfil personal en línea. ¡Yo llevo las mías dondequiera que voy!

## JORGE'S PACKS™ DE POLVO DE PROTEÍNA DE SUERO

Los batidos de proteína son mis favoritos porque saben bien y son ricos en proteínas. Éstos son deliciosos y los únicos que bebo todos los días en mis tres meriendas. Me encantan todos los sabores (chocolate, fresa y vainilla), pero mi preferido es el chocolate. Sabe igual que la leche chocolatada. Sólo se pueden adquirir en línea en JorgesPacks.com.

## PRECOR®

Los equipos Precor® son definitivamente los de mejor calidad. Cuando vas a invertir dinero en un gimnasio en tu propio hogar, te conviene asegurarte de que el equipo sea duradero, fiable y diseñado para adaptarse a tus movimientos. Los productos Precor® son cuidadosamente diseñados teniendo en cuenta el movimiento del cuerpo humano, por lo que resultan ser los equipos más manejables y ergonómicos que puedes comprar. En este libro, presentamos la S3.23 Functional Trainer Cable Machine, la cual uso en mi casa.

· S3.23 Functional Trainer Cable Machine

· 9.35 Treadmill

# ÍNDICE

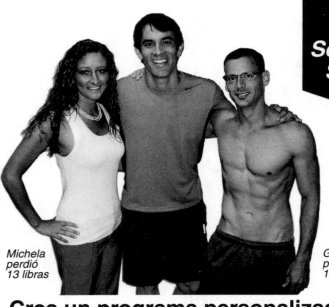

# DVD DE EJERCICIOS DE
## La Secuencia de 12 Segundos™

### *¡Logra el mejor cuerpo de tu vida!*

Quema grasa...
Desarrolla músculo...
¡Obtén resultados en
dos semanas!

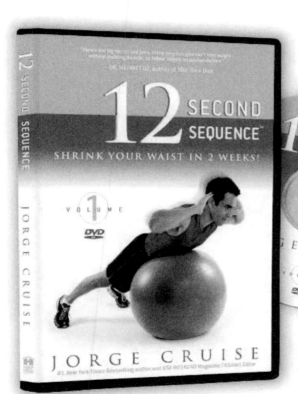

### *¡Disponible ahora!*

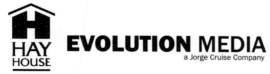